白内障

就医指南

主 编　何 伟

世界图书出版公司

图书在版编目（CIP）数据

白内障就医指南 / 何伟主编 . —— 北京：世界图书
出版公司 , 2020.6
ISBN 978-7-5192-6619-6

Ⅰ . ①白… Ⅱ . ①何… Ⅲ . ①白内障—诊疗—指南
Ⅳ . ① R776.1–62

中国版本图书馆 CIP 数据核字 (2020) 第 027321 号

书　　　名	白内障就医指南	
（汉语拼音）	BAINEIZHANG JIUYI ZHINAN	
主　　　编	何　伟	
责 任 编 辑	韩　捷　　崔志军　　王　平	
责 任 校 对	原　源　　李秘秘	
装 帧 设 计	包　莹	
出 版 发 行	世界图书出版公司长春有限公司	
地　　　址	吉林省长春市春城大街 789 号	
邮　　　编	130062	
电　　　话	0431-86805551（发行）　　0431-86805562（编辑）	
网　　　址	http://www.wpcdb.com.cn	
邮　　　箱	DBSJ@163.com	
经　　　销	各地新华书店	
印　　　刷	长春市农安胜达印刷厂	
开　　　本	787 mm × 1092 mm　　1/16	
印　　　张	12.5	
字　　　数	192 千字	
印　　　数	1—5 000	
版　　　次	2020 年 6 月第 1 版　　2020 年 6 月第 1 次印刷	
国 际 书 号	ISBN 978-7-5192-6619-6	
定　　　价	48.00 元	

编 委 会

序

随着生活水平的日益提高，广大群众对眼保健、防病治病措施越来越重视，人人都希望自己的视界清晰明朗。

作为当代中国眼科学界突出成就者之一，何伟博士有关白内障防治的理论和经验，无疑是中国眼科医学的一份宝贵财富，值得大力推荐和传承。

1987年，何伟作为中国公派的眼科学留学生，东渡日本，入九州大学攻读博士学位。在日本8年学习期间，何伟熟练掌握了世界先进的眼科技术，多次参加公益活动，曾先后18次归国义诊。

义诊的经历，让一个海外游子强烈感受到了科技与人才是推动祖国富强的核心动力；看病贵、看病难的问题要依靠技术创新才能根本解决。

何伟立下誓言：回国创业，依靠技术创新、人才培养，实现自己科技报国的梦想，为中国百姓带来光明。

1995 年，何伟博士放弃了在日本富足的物质生活，回到祖国。

20 世纪 90 年代中期，全球眼科出现三大先进技术：玻璃体切割、白内障超声乳化、眼底激光。

何伟博士把握趋势，抢占先机，引领发展，迅速把这三大先进技术运用于临床，带领团队在中国率先开展日间白内障手术和无痛微创手术，白内障手术量连年攀升，业界领先。

何伟博士社会责任感强烈，在他的带领下，何氏眼科勇于担当社会责任，突出公益慈善特点，在推动倡导、健康教育、预防、公益救助等方面不断深耕。在各级政府部门及公益组织的支持下，何伟博士带领团队围绕白内障、糖尿病眼病、青光眼、青少年近视防控等可预防性眼病创立防盲项目，与国际组织合作，推进中国防盲治盲工作。

近年来，在央企扶贫基金的助力下，何伟博士建立了符合中国国情的高质量、可支付、可复制、可持续的"精准医疗、精准扶贫"眼健康新模式。在这一防盲扶贫模式下，已有超过 10 万名因贫致盲、因盲返贫的白内障患者复明。

20 多年来，何伟博士带领团队创造了一次次眼科医疗史上的奇迹，填补了眼科医学的多处空白，尤其是在白内障防治方面，对中国眼健康事业有巨大推动性贡献。

在新书问世之际，特致以衷心的祝贺，并向各位编者同仁表达敬意，故欣然为序，我也乐于向广大眼疾患者力荐本书。

姚克

2020 年 3 月

姚克，主任医师，博士生导师，浙江大学眼科研究所所长，中国医师协会常务理事，中华医学会眼科学分会主任委员，《中华眼科杂志》主编，全国白内障学组组长，国际眼科理事会理事，国际眼科科学院院士。

前　言

　　白内障是目前全球范围内最常见的致盲和视力致残的原因，是老年人的常见疾病。据相关数据报告统计，目前全国约有 500 万人患有此病，每年新增 40 万人。为提高眼科理论水平和促进临床研究迅速发展，适时编撰白内障就医指南势在必行。

　　《白内障就医指南》一书，详细地介绍了白内障的诊断与治疗等系列内容，经过编委们的精心编撰、修改，力图更加通俗易懂，成为白内障患者的就医指南，也适合临床眼科医务人员参考。

　　本书特点：

　　对什么是晶状体到白内障发病机制、诊断治疗以及如何预防白内障、在治疗白内障过程中的误区等相关问题上都做了逐一详解，从专业角度对白内障诊断、治疗及术后注意事项做了详细的阐述，不仅是眼科医生的必备书籍，更是从事眼科工作初学者较好的辅助工具书。

　　随着社会发展，国民素质不断提高，求知欲望更加强烈。为满足普通大众的求知欲望，本书详细介绍白内障基本知识、预防等，文字表述删繁就简，力求通俗易懂。

本书还介绍我国白内障筛查工作及流程，可作为眼科医院防盲工作的参考资料。

本书各章节撰写（按编章节排列）：

第一章，徐玲、胡兰、刘子铭；第二章，卢山、谷冬梅；第三章，孙兴家、张彤彤；第四章、第五章，何伟、曹玥；第六章、第七章，邸新、张斌；第八章，杜丽玲、刘瑞菊；第九章，徐彦、单良；第十章，秦南、李军；第十一章，安良宝、朱平利；第十二章，李庚营、季阳；第十三章，何伟、曹玥。

对本书可能存在的缺点和不足，敬请读者不吝指教。

何伟

2019 年 11 月

目录

第三章　症状与检查

第四章　诊断、鉴别诊断

第五章　特殊类型白内障

第六章　治疗方法

第七章　围术期准备

第八章　术后护理和保健

第九章　后发障

第十章　术后视觉评估和处理

第十一章　人工晶体种类及对视觉影响

第十二章　预防

第十三章　筛查与防盲

附　录

第一章

概述

一、什么是晶状体？

晶状体呈双凸透镜状，是一个双凸面透明组织，被悬韧带固定悬挂在虹膜之后、玻璃体之前，是眼球屈光系统的重要组成部分，也是唯一具有调节能力的屈光间质。完全发育成熟的晶状体是双凸、透明结构，类似双凸透镜，晶状体赤道部直径为9～10 mm，厚度约为4 mm，后表面的屈光力较前表面强，后表面曲率半径是6 mm，前表面曲率半径是10 mm。

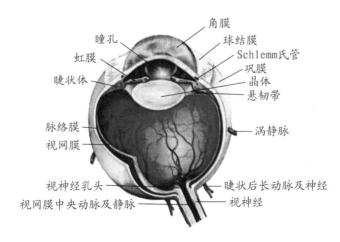

眼球立体剖面

二、晶状体位于眼内的什么位置?

晶状体位于虹膜后表面之后、玻璃体之前的后房,玻璃体前表面中央有一碟形凹陷区为透明凹,容纳晶状体。晶状体与虹膜共同形成分隔前房和后房的光学隔膜,被悬韧带固定悬挂,周围连接睫状体。放射状的晶状体悬韧带从囊袋的周边延伸到睫状体,连接晶状体赤道部和睫状体支撑晶体的位置,以保持晶状体位置的稳定;并传递睫状肌的张力,调节眼视力。

三、晶状体的结构是什么样的?

晶状体由晶状体囊、晶状体上皮、晶状体纤维和悬韧带组成。

①晶状体囊

为一透明薄膜,完整地包围在晶状体外面,是一层有弹性的膜,各部厚度不一,前囊较后囊厚,前囊最厚部位厚度为 12 ~ 21 μm,赤道部平均 9 ~ 12 μm,前囊后面和赤道部的上皮层为单层上皮细胞,前极部的上皮细胞为四方形,核在中央,周边部细胞为矮柱状,核呈椭圆形。赤道部细胞逐渐加长,细胞长轴由垂直逐渐转为平行于前囊,因此,赤道部上皮细胞核排列成弓形,上皮细胞最后变成晶状体纤维,被挤向晶状体的内部。晶状体囊对化学和毒性物质有很强的耐受性,进入晶状体的营养物质及代谢产物的排出均通过晶状体囊。在调节过程中晶状体囊对改变晶状体的形态起重要作用。

②晶状体纤维

前囊下有一层上皮细胞,当上皮细胞到达赤道部后,不断伸长、弯曲,移向晶状体内,成为晶状体纤维。

③晶状体核

晶状体纤维在人一生中不断生长,并将旧的纤维挤向晶状体的中心,并逐渐硬化成为晶状体核,晶状体核外较新的纤维称为晶状体皮质。因此,随着年龄的增长，晶状体核逐渐浓缩、扩大，并失去弹性，这时眼的调节能力就会变差，出现老视。

四、晶状体的结构特点与营养是什么关系？

晶状体内没有血管，所需的营养来自房水，如果房水的代谢出了问题，或晶状体囊受损时，那么晶状体因缺乏营养会发生混浊，原本透明的晶状体就成为乳白色，变得不透明，最终影响视力，这就是白内障。

五、晶状体的主要功能是什么？

晶状体是眼球中重要的屈光间质之一，对光线有屈光作用，同时也能滤去一部分紫外线，保护视网膜，最重要的作用是通过睫状肌的收缩或松弛改变屈光度，看远或看近时眼球聚光的焦点都能准确地落在视网膜上。

六、人眼如何实现变焦功能（看远看近都清楚）？

通过睫状肌的收缩或松弛改变屈光度，使看远或看近时眼球聚光的焦点都能准确地落在视网膜上。

①晶状体直径约 9 mm，呈双凸状，前面比后面略平坦；

②晶状体前面离角膜前顶点距离约为 3.6 mm，无调节时，前后面的曲率半径各为 +10.0 mm 和 –6.0 mm（Gullstrand 氏数据），厚度为 3.6 mm；

③晶状体由多层不同折射率的物质组成，向中心在光学上变得更为致密，使晶状体的光学复杂化；

④从前极到后极，从中心到赤道，有一个折射率梯度。Gullstrand 氏在

1号模型眼中，欲反映出此情况，即将晶状体表示为一个双凸形式透镜（r1 = +7.911 mm，r2 = −5.76 mm）的核心（n = 1.406），被一个折射率为 1.386 的更大的双凸形式透镜（r1 = +10.00 mm，r2 = −6.0 mm）的皮质所围绕。整个晶状体的折射力为 +19.11 D。眼睛调节对近点聚焦，晶状体折射力增加，此种改变的完成主要通过前面曲率增加、后面曲率少许增加，厚度增加，前顶点少许向前移动（增加距离效果）。

七、随着年龄的增长，晶状体会发生什么变化？

随着年龄的增长，晶状体核逐渐浓缩、扩大，并失去弹性，眼的调节能力就会变差，出现老视。

八、常见的晶状体异常及表现是什么？

晶状体异常及表现，无非是晶状体透明度的改变和位置的异常，最常见的有白内障、晶状体脱位等。

①晶状体异位和脱位：由于先天性、外伤性或其他病变使晶状体悬韧带发育异常或断裂，导致晶状体异常，产生异位或脱位。脱位又有半脱位和全脱位，表现也不一样。

②晶状体疾病还有晶状体先天性畸形、无晶状体眼等。

九、什么是白内障？

凡是各种原因如老化、遗传、局部营养障碍、免疫与代谢异常、外伤、中毒、辐射等引起晶状体代谢紊乱，导致晶状体蛋白质变性而发生混浊，即为白内障。此时光线被混浊的晶状体阻挡，无法投射在视网膜上，导致视物模糊。

临床表现为视力下降、屈光改变、单眼复视或多视、对比敏感度下降、眩光、色觉改变、视野缺损等。

十、白内障如何治疗？

白内障的治疗有药物治疗和手术治疗。

1. 药物治疗

白内障药物治疗没有确切的效果，目前国内外都处于探索研究阶段。一些早期白内障，用药后病情可能会减慢发展，视力也稍有提高，但这不一定是药物治疗的结果，因为白内障由早期进展至成熟期是一个较漫长的过程，有可能自然停止在某一发展阶段，不至于严重影响视力。一些中期白内障患者，用药后视力和晶状体混浊程度未能改善。近成熟期的白内障，药物治疗更无实际意义。目前临床上常用的药物有眼药水或口服的中西药。

2. 手术治疗

①白内障超声乳化

为近年来国内外开展的新型白内障手术。使用超声波将晶状体核粉碎呈乳糜状，然后连同皮质一起吸出，术毕保留晶状体后囊膜，可同时植入房型人工晶体。老年性白内障发展到视力低于 0.3，或白内障的程度和位置显著影响或干扰视觉功能，患者希望有好的视觉质量，即可行超声乳化白内障摘除手术。优点是切口小，组织损伤少，手术时间短，视力恢复快。

②白内障囊外摘除

切口较囊内摘出术小，将混浊的晶状体核排出，吸出皮质，只留下晶状体后囊。保留后囊膜，可同时植入后房型人工晶体，术后视力可立即恢复。因此，白内障囊外摘出已成为目前白内障的常规手术方式。

选择正确的手术方式有利于减少手术中和术后并发症。术后即使经抗感染治疗恢复正常视觉，也应避免剧烈运动，尤其注意避免眼部及眼周围碰撞伤。术后 3 个月，如验光检查发现患者残留屈光不正则需要配镜矫正。

十一、白内障的最佳治疗时机是什么时候？

1. 手术时机

随着现代医学的发展、技术和设备的更新，治疗白内障从过去单一的恢复视力到现在的手术要求视力恢复到最好的状态。许多患者在确诊为白内障后就立刻决定要做手术。

2. 手术季节

由于天气的关系，春秋两季是治疗白内障最好的时节，因为这两个季节，气温是最让人舒适的，不管是术前、术中或术后都会让患者感到舒服，更有利于患者手术后的锻炼恢复。

3. 及时检查

如果发现眼内出现了白色混浊物，就应立即检查。白内障越是早发现，治疗的效果也就越好，术后的恢复时间也会越少。

十二、影响白内障手术费用的因素有哪些？

1. 手术种类

白内障手术费用是根据选择的手术种类、手术使用的药物以及一些突发情况等因素确定的，所以说不同情况的白内障，手术费用是不同的。

2. 人工晶体材料

人工晶体分为进口及国产，生产材料也有很多不同。所以白内障手术贵不贵，人工晶体是重要的决定因素。

3．白内障严重程度

白内障的治疗方法要根据发病的具体情况、严重程度、有无其他症状、患者年龄等方面全面考虑，这也会影响白内障的手术治疗费用。

4．当地物价水平

不同地方的物价水平不一样，医院的收费也会受到影响，像上海、北京、广州、深圳等比较发达的城市，物价相对会高一点，可能收费会比其他城市相对来说高一些，但这也不是主要的。

5．医院级别、设备与技术能力

不同地区医院的资质、医生的技术水平及设备的先进程度、治疗手段都不尽相同，手术费用也会有偏差的。

十三、年轻人会得白内障吗？有哪些原因？

年轻人会得白内障。主要因素有：

1．营养素代谢

动物试验发现，某些维生素和微量元素缺乏与白内障的形成有关，如钙、磷、维生素 E、维生素 A、维生素 B_2 等。

2．硬化脱水

人体在发生脱水的情况下，体内液体代谢紊乱，会产生一些异常物质损害晶体。

3．外界温度

温度越高，晶状体变性的可能性就越大，患白内障的概率就越大。

4．缺氧

缺氧可使晶状体内钠、钙增加，钾、维生素 C 相应减少，乳酸增多，促使白内障的形成。

5．内分泌紊乱

可以促使白内障的产生，从糖尿病患者发生白内障较一般人高就足以说明。

6. 阳光与紫外线

多年来，人们已经注意到阳光参与了人类白内障的形成。在紫外线影响下，磷离子可能与衰老的晶状体中的钙离子结合，形成不可溶解的磷酸钙，从而导致晶状体的硬化与钙化。同时紫外线还影响晶状体的氧化还原过程，促使晶状体蛋白变性，引起白内障。

十四、白内障手术一定要住院吗？

现在的白内障手术时间短、创伤小、术后恢复快，所以，在我国的很多医院，已经大量开展门诊白内障手术。经过详细的检查和术前准备，患者只要在安排的时间来到预定的手术地点，手术后即可离开回家休养，不需要住院。

十五、哪些白内障患者要住院治疗？

必须要住院手术的白内障患者包括：

①严重的心脑血管疾病、呼吸系统疾病、精神疾病等患者，体弱多病，易发生手术中和手术后全身意外者；

②低龄儿童白内障患者；

③医生估计白内障手术复杂，或者联合其他眼科手术共同进行，有必要术后短期住院观察者；

④因各种原因需要全身麻醉进行白内障手术的患者。

（徐 玲 胡 兰 刘子铭）

第二章
原因及发病机制

一、白内障常见的病因有哪些?

白内障的病因及发病机制是比较复杂的,是人体内外各种理化因素对人眼晶状体长期综合作用的结果。晶状体处于眼内的液态环境中,任何影响眼内液态环境的因素,如老化、新陈代谢异常、中毒、外伤、辐射、先天异常、局部营养障碍(磷、维生素 E、维生素 A、维生素 B_2、微量元素缺乏)以及全身的代谢性和免疫性疾病、紫外线照射、糖尿病、高血压、心血管疾病、过量饮酒、吸烟等都可引起晶状体混浊,形成白内障。

二、白内障按病因分为哪几种?

1. 年龄相关性白内障

又称为老年性白内障,是最常见的类型,多见于 50 岁以上的中老年人,随年龄增长发病率明显升高。正常晶状体是透明的,并且有很好的弹性,随着年龄增长,晶状体随自身代谢等多种因素影响慢慢变得混浊,就形成了白内障,这种白内障是晶状体老化后的退行性改变。

2. 外伤性白内障

当眼睛受到外伤时引起的晶状体混浊称为外伤性白内障。常见外伤包括眼球钝挫伤（拳击伤）、穿通伤（利器穿破眼球）、爆炸伤等。

3. 并发性白内障

由于眼部炎症或退行性病变，使晶状体营养或代谢发生障碍，而导致其混浊，称为并发性白内障。常见的引起白内障的其他眼病包括葡萄膜炎、视网膜色素变性、视网膜脱离、青光眼、眼内肿瘤及高度近视等。

4. 代谢性白内障

因自身代谢障碍引起的晶状体混浊称为代谢性白内障。通常有以下几种：糖尿病性白内障、半乳糖性白内障、低钙性白内障。

5. 中毒性白内障

长期应用或接触对晶状体有毒性作用的药物或化学物可导致晶状体混浊。容易引起晶状体混浊的药物包括糖皮质激素、缩瞳剂、氯丙嗪等，化学物质包括苯及其化合物、氟、萘、金属等。

6. 辐射性白内障

晶状体对放射线影响具有高度敏感性，放射线所引起的晶状体混浊称为辐射性白内障。临床上将有明确证据证明因辐射而引起的白内障称为辐射性白内障。晶状体赤道部囊膜下上皮细胞对电离辐射甚为敏感，受损伤的上皮细胞可产生一种颗粒样物质，在囊膜下自周边部向中心迁移，特别在晶状体后极部尤为明显，这种颗粒样物质的出现，大约需数月乃至数年的潜伏期。

7. 发育性白内障

是指先天性与成人型白内障的过度类型，一般在出生后形成。引起晶状体混浊多为一些沉积物的聚集，并非晶状体纤维本身。多呈圆形或类圆形轮廓，混浊程度和数量可随年龄加重和增加，进展相当缓慢，一般不影响视力。根据混浊的形态特点，分为冠状白内障和点状白内障。

8. 后发性白内障

白内障术后（囊外摘除、超声乳化摘除）或晶体外伤后，残留的晶状体皮质或上皮细胞增生形成混浊，称为后发性白内障。白内障术后发生的又称为后囊膜混浊，是白内障术后最常见的并发症。

三、为什么年龄大了就容易患白内障？

年龄大了容易患白内障通常是由于以下几种因素：

1. 个体因素

（1）自身抗氧化功能减退

年龄是老年性白内障的最大风险因素，随着年龄增长，身体各种功能随之减退，抗氧化功能减退是老年性白内障的重要因素之一。人眼晶状体防止氧化损伤的主要因素可能是晶状体核中的谷胱甘肽浓度，中年以后晶状体核中起保护晶状体蛋白和脂质免受氧化损伤作用的谷胱甘肽的浓度会降低，因此晶状体易受氧化损伤而出现白内障。

（2）激素水平下降

老年女性发生白内障的可能性较大。雌激素可能有防止白内障发生的作用，女性发生白内障的风险在绝经后，随着雌激素水平的下降而不断增加。也有研究显示：生育越多，发生老年性白内障的可能性随之下降。

（3）晶状体蛋白成分改变

随着年龄增长，晶状体内蛋白结构改变导致光散射，从而降低晶状体透明性。当老年性白内障发生时，晶状体中游离氨基酸含量随白内障发展而逐渐降低，尤以谷氨酸降低为显著，进一步影响谷胱甘肽的合成。

2. 环境因素

长期暴露于紫外线下，可增加老年性白内障发生的风险。此外，老年性白内障的发生与地理纬度、太阳辐射等都具有相关性。

3. 日常生活

常食用抗氧化食物，例如维生素 A、维生素 C 和维生素 E 能起到防止晶状体蛋白和膜损伤的作用。此外，长期吸烟也可增加老年性白内障发生的概率。

此外，老年性白内障的发生与自身血脂异常、糖尿病、高血压等全身疾病有关。总之，年龄相关性白内障是多种因素长期综合作用的结果。

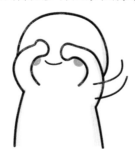

四、白内障会遗传吗？

流行病学研究显示，白内障患者家族，兄弟姊妹患白内障概率明显高于无白内障患者家族。而且先天性白内障一半的病因是遗传因素，现在已知的基因包括晶状体球蛋白、结构蛋白、桥联蛋白等，基因在核性白内障中扮演了重要的角色。

五、先天性白内障的病因有哪些？

先天性白内障是指出生前后即存在，或出生后一年内逐渐形成的先天遗传或发育障碍导致的白内障。是儿童常见眼病，也是导致儿童失明和弱视的重要原因。先天性白内障病因包括遗传因素、环境因素和其他不明因素。

1. 遗传因素

约 50% 先天性白内障的发生与遗传有关。遗传性先天性白内障有三种不同遗传方式：常染色体显性遗传（AD）、常染色体隐性遗传（AR）和 X 连锁隐性遗传（XR），其中以 AD 型多见。

2. 环境因素

是引起先天性白内障的另一重要原因。母亲怀孕前 3 个月，胎儿晶状体囊膜尚未发育完全，不能抵抗病毒侵犯，此时晶状体蛋白合成活跃，如果母亲感染病毒，可严重影响胎儿晶状体上皮细胞的生长发育，使晶状体代谢受到干扰和破坏，蛋白合成异常导致晶状体混浊。众多致病病毒中，风疹病毒是最常见的，此外还有单纯疱疹、水痘、麻疹、流感病毒和带状疱疹病毒。

3. 原因不明

多为散发病例，难以确定是遗传因素还是环境因素。

六、并发性白内障的病因是什么？

由于眼部炎症或退行性病变，使晶状体营养或代谢发生障碍，导致混浊。并发性白内障发展到完全性白内障的进程相对缓慢，并发性白内障常可造成严重的视功能损害，甚至丧失，病因国内尚缺乏流行病学调查统计资料。研究表明：葡萄膜炎、青光眼、病毒性角膜病是我国南方地区并发性白内障的常见病因。随着现代玻璃体视网膜手术的广泛开展，硅油、C3F8等眼内填充物的广泛应用，视网膜脱离、玻璃体术后并发白内障患者逐渐增多；其他病因包括视网膜色素变性、高度近视眼、眼内肿瘤、低眼压等。在众多病因中，葡萄膜炎并发白内障最常见。

七、引起后发性白内障的原因是什么？

后发性白内障的发生是一个创伤修复过程，主要是由白内障术后残留的晶状体囊膜上皮细胞过度增生，移行于后囊膜，增生或者转化为成纤维细胞，产生胶原，分泌基底膜样物质而引起。后发性白内障的发生可能与以下因素有关：

1. 术者的操作和手术条件

由于术者的手术熟练程度不一，后发性白内障发生率也有很大差异，术中晶状体皮质清除得越干净，后发性白内障的发生率就越低，而且手术与后发性白内障发生的时间间隔亦越长。

2. 患者手术时的年龄

患者年龄越小，晶状体上皮细胞增生能力越强，由此导致的后发性白内障发生率亦越高，手术间隔时间亦越短。

3. 截囊的影响

最初研究认为大的开罐式截囊可除去更多的晶状体上皮细胞，使后囊混浊减少，后来研究表明，大面积开罐式截囊后其边缘不整齐，使前囊上更多的晶状体上皮细胞失去接触抑制，从而加速增生和纤维化，导致后囊混浊发生率增高。目前认为连续环形撕囊术联合人工晶状体囊袋内植入，可减少混浊的发生。

4. 人工晶体的影响

人工晶体的大小、形状及材料与后发性白内障的发生相关。

5. 细胞生长因子

除以上因素，后发性白内障的发生还与细胞生长因子有关，如表皮生长因子、成纤维细胞生长因子、胰岛素样生长因子、白介素 –1、白介素 – 6、血小板源性生长因子、转化生长因子 – β 等。

八、外伤性白内障的病因有哪些？

外伤性白内障常见病因有：眼球钝挫伤（拳击伤）或冲击伤、穿通伤（利器穿破眼球）、爆炸伤等。外伤性白内障大多伤情复杂，多数病例可述及明显的外伤史，然而在婴幼儿，切不可忽视无明确外伤的外伤性白内障。

九、全身哪些疾病可引起白内障？

1. 糖尿病

是一个非常复杂的代谢性疾病，血糖高引起晶状体内糖及代谢产物糖醇、山梨醇的积聚，晶状体渗透压增高，导致晶状体吸水、肿胀、混浊。糖尿病除可引起白内障外还可引起糖尿病视网膜病变，严重影响患者视功能。

2. 肾功能衰竭

肾病晚期肾功能衰竭，血液中尿素含量增加，由此产生全身性渗透压改变，晶状体代谢紊乱，尿素与谷胱甘肽反应，谷胱甘肽含量降低；谷胱甘肽是晶状体卫士，参与晶状体代谢酶的催化和保护作用，在维持晶状体透明度上起重要作用。

3. 高血压与体重指数

高血压是体循环动脉压高于正常，伴有一系列特征性症状的疾病，此病及影响循环系统的心血管疾病都不同程度地影响眼的血液循环，尤其这类疾病需要长期用药，如镇静剂（氯丙嗪）、降压药（甲基多巴）、利尿药等影响晶状体透明度。

研究表明：调整年龄与性别因素后，高血压与年龄相关性白内障呈显著正相关，随着收缩压的升高，白内障的发生率明显增加。与收缩压 < 140 mmHg 者相比，收缩压 ≥ 180 mmHg 者发病的危险性增加。病程 10 ~ 20 年的高血压患者的白内障发病危险性是非高血压者的 1.867 倍。此外，在调整年龄和性别因素后不同体重指数与年龄相关性白内障发生亦相关，体重指数增加，年龄相关性白内障发病率亦增加。不同体重指数的高血压患者与年龄相关性白内障发生具有相关性，体重指数低者（ ≤ 18.4 kg/m^2），高血压是年龄相关性白内障的保护因素；体重指数正常者（18.5 ~ 23.9 kg/m^2），血压升高与年龄相关性白内障发生无相关性；体重指数高者（24.0 ~ 27.9 kg/m^2），血压升高可增加年龄相关性白内障发生风险。

4. 其他疾病

甲状旁腺功能低下、血液病及慢性腹泻的结肠炎等都影响晶体代谢以致混浊。甲状旁腺功能降低，可引起血清钙降低，低钙增加了晶状体囊膜的渗透性，晶状体内电解质平衡失调，影响晶状体代谢。

十、常受电离辐射会引起白内障吗？

会的。临床上将有明确证据证明因辐射而引起的白内障称为辐射性白内障。晶状体赤道部囊膜下上皮细胞对电离辐射甚为敏感。受电离辐射损伤的上皮细胞可产生颗粒样物质，在囊膜下自周边部向中心迁移，特别在后极部尤为明显。这种颗粒样物质的出现，大约需数月乃至数年的潜伏期。晶状体受损者有两种，一为接触放射线的工作者；二为接受放射线的治疗者。常见引起损伤的放射线有：X 线，β、γ 射线，铍、钋、镭的中子射线，红外线、紫外线以及微波等。

十一、紫外线辐射及地理纬度与白内障发病有相关性吗？

流行病学数据显示：紫外线是白内障形成的风险因素，纬度和太阳辐射与白内障的发生密切相关。张士元教授做过相关流行病学调查，结果显示我国白内障的患病率在不同地区有所不同，西南地区（西藏、广东）、广西、云南白内障患病率高于北方地区，白内障特别是老年性白内障发生与地理环境密切相关。海拔越高，日照时间越长，白内障患病率越高。

十二、糖尿病性白内障的发病机制是什么？

糖尿病性白内障发病机制可总结为以下两点：

1. 晶状体葡萄糖代谢异常

晶状体能量来源于房水中葡萄糖，在高血糖情况下，葡萄糖不受胰岛素的调控而进入晶状体组织内，使晶状体中葡萄糖水平升高，这就导致多元醇通路中的醛糖还原酶（AR）激活，使葡萄糖生成山梨醇。通常多元醇不能自由透过细胞膜，因此，一旦在细胞内形成，若不能被迅速代谢则可能积聚到很高水平,导致细胞内高渗状态,外界水分渗入,引起晶状体纤维水肿、变性,导致混浊。

2. 晶体蛋白非酶糖基化

我们可以把晶状体变混浊的过程看成晶体蛋白变性的过程。从生物化学理论上讲,人体内蛋白质和葡萄糖是可以相互转化的,转化过程中需要一些酶参与。这里所说蛋白质的非酶糖化是指机体在无须酶催化的条件下,蛋白质和葡萄糖之间自动发生的缓慢而持久的形成糖基化蛋白的过程。高血糖时此反应更为明显。糖化的过程产生糖化产物,糖化产物及降解物与其他游离氨基基团反应,形成非酶糖化终产物,该产物的多少取决于葡萄糖浓度、蛋白质半衰期及蛋白质分子中赖氨酸或羟赖氨酸含量,非酶糖化的广泛性及非酶糖化终产物的不可逆性给蛋白质结构和功能造成许多重要影响,晶状体构成的主要物质是蛋白质,而且晶状体内的蛋白质一旦构成则终身存在于晶状体内,故半衰期长的晶体蛋白在糖尿病、高血糖情况下,更容易发生非酶糖化反应,导致非酶糖化终产物堆积,蛋白质变性,糖尿病性白内障形成。

十三、激素性白内障的发病机制是什么?

全身或局部使用糖皮质激素可导致晶状体后囊下混浊,称为激素性白内障。初发期,只是晶状体后囊下出现散在点状混浊,对视力影响不大,随着用药时间延长及用药量增加,混浊逐渐扩展,少数病例在停药后,晶状体混浊可消失。

流行病学调查发现,长疗程激素治疗可诱发白内障,无论是全身、局部使用还是经呼吸道吸入激素,疗程越长,剂量越大,白内障程度越重,局部用药更易发生。儿童发生白内障的激素剂量较成人低,发生、发展速度比成人快。目前关于激素性白内障发病机制主要有激素受体介导、晶状体蛋白结构及功能受损、晶状体酶功能受损、细胞黏附异常、细胞分化异常和细胞凋亡调节失控等学说。

十四、核性白内障的发病机制是什么?

核性白内障较皮质性白内障发病少,核性白内障发病时间比较早,进展比较缓慢。晶状体核的混浊从胎儿核或成人核开始,发病初期晶状体核为黄色,

与正常人生理性核硬化不易区分。核硬化是生理现象,随着年龄增长,晶状体核密度逐渐增加,颜色逐渐变深,但对视力无明显影响。核性白内障随病程进展,核的颜色逐渐加深呈黄褐色、棕色、棕黑色甚至黑色。早期由于

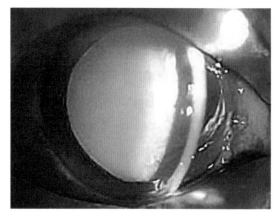

晶状体核密度增加,晶状体屈光性增强,可出现晶状体性近视,远视力下降缓慢。后期因晶状体核严重混浊,眼底不能窥见,视力严重下降。

研究发现与核性先天性白内障相关的基因错位突变、晶状体蛋白突变可导致其理化性质及分子伴侣活性改变及蛋白胞质内聚集。

此外,长期紫外线照射,可引起晶状体氧化应激、细胞凋亡及信号转导异常、细胞骨架改变,引起核性白内障。高度近视眼轴延长、玻璃体液化也与核性白内障的发生发展密切相关。晶状体上皮细胞、某些细胞因子异常表达等均可造成核性白内障发生。

十五、青光眼术后合并白内障的原因是什么?

青光眼手术后最大的合并症之一是促使晶状体混浊,发生进行性白内障。临床上有两种:一种是术后2~3周晶状体全部变混浊;另一种是术后经过数月到数年晶状体呈进行性混浊。前者可因手术时损伤晶状体,与技术不熟

练有关，后者则说法各异。有认为术后前房形成过缓，房水产生过少，循环受到破坏，使晶状体受到伤害，如虹膜睫状体炎，虹膜与晶状体发生粘连，使晶状体营养障碍，可能是后期白内障发生的重要因素。另外，滤过手术造成高度低眼压时，眼内血管扩张，房水蛋白增加，眼内组织水肿，这可能促使后期白内障的发生。另有研究证明：青光眼术后应用抗胆碱酯酶和毛果芸香碱，不但对手术眼，对非手术眼也增加了晶状体混浊的机会。

十六、为什么患有葡萄膜炎的人更容易患白内障？

葡萄膜炎并发白内障的病因一般认为葡萄膜炎时虹膜与晶状体前囊膜发生粘连，即虹膜后粘连有关，与炎症反复发作、炎症因子的刺激，以及葡萄膜炎时房水性状改变等因素相关。此外，由于葡萄膜炎患者需要激素治疗，激素同样可以引起白内障发生。

十七、高度近视的人更容易患白内障吗？

大量文献表明高度近视的人容易患白内障，高度近视的人眼轴延长，与核性白内障的发生发展密切相关。流行病学资料证明不同地区、不同人种高度近视与核性白内障的发生密切相关，机制研究尚缺。

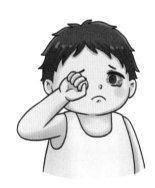

十八、哪些不良习惯会增加白内障患病风险?

日常生活中一些不良习惯,平时不注意,时间久了就会影响身体健康,出现各种不适、引发某些疾病,如长期吸烟、饮酒、熬夜、通宵工作,晚上11:00至凌晨1:00是肝的排毒时间,需在熟睡中进行。中医讲,肝主目,肝与眼睛密切相关,所以长时间熬夜对眼睛的伤害是不可小觑的。此外,长时间近距离伏案工作、长期眼睛疲劳、长期高糖饮食等都会伤害我们的眼睛,形成白内障。

参考文献

[1] 赵堪兴,杨培增.眼科学.8版.北京:人民卫生出版社,2013,148-159.

[2] Truscott R J.Age-related nuclear cataract-oxidation is the key. Exp Eye Res, 2005, 80 (5): 709-725.

[3] Williams S L, Ferrigno L, Mora P, et al.Baseline cataract type and 10-year mortality in the Italian-American case-control studyofage-related cataract.American journal of epidemiology, 2002, 156 ofage-related cataract.American journal of epidemiology, 2002, 156 (2): 127-131.

[4] 莫亚,曾庆华.年龄相关性白内障病因研究进展.中国中医眼科杂志,2007,17 (3): 180-182.

[5] Klein B E, Klein R, Lee K E.Reproductive exposures, incident age-related cataracts, and age-related maculopathy in women: the Beaver Dam Eye Study. Am J Ophthalmol, 2000, 130 (3): 322-326.

[6] 谭叶辉,张广斌,邵毅,等.并发性白内障972例病因分析及临床特点.眼科新进展,2009,29(12): 936-939.

[7] 高丽芬,陈薇等.后发性白内障.国外医学:眼科学分册,2003,27(1): 40-45.

[8] 孙文慧,闫佳,姜腾轩,等.高血压、体质指数与年龄相关白内障的关系研究.中国全科医生,2011,14(31): 3566-3569.

[9] 张士元.我国白内障的流行病学调查资料分析.中华眼科杂志，1999，35（5）：336-340.

[10] 袭皓丽.糖尿病性白内障病因与药物治疗研究进展.山东生物医学工程，2002，21（2）：59-60.

[11] 王柏川，叶剑.糖皮质激素性白内障研究进展.中华眼视光学与视觉科学杂志，2007，9（4）：281-285.

[12] 李军琪，曲超，钟守国.长波紫外线与核性白内障相关性研究.眼外伤职业眼病杂志，2010，32（5）：397-400.

[13] 周海燕，严宏.近视与核性白内障.眼科新进展，2014，34（5）：486-489.

（卢　山　谷冬梅）

第三章
症状与检查

一、看东西模糊，眼前似云雾状，是得了白内障吗？

视物模糊是白内障最常见的症状，尤其在视远的情况下，似有纱样物遮在眼前，朦胧不清，通常视力下降的情况跟晶状体混浊的部位和程度有关，视物不清是由于晶状体透明度下降，晶状体对光线散射作用增加，对光线吸收增多所致。

二、一只眼睛看东西重影，是得了白内障吗？

偶尔可见，核性混浊发生于内核层，使该处增加了一个屈光度，或皮质性白内障的混浊发展不均匀，产生了双瞳的效果，均可发生单眼复视，这种复视不能用眼镜和棱镜来矫正。

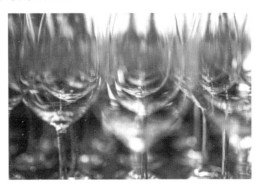

三、老花眼减轻、度数下降与白内障有关吗？

近视性漂移又称晶状体性近视，是由于晶状体核硬化引起，患者自觉由早期的"老花眼"看近不清转变为视近清晰，甚至不需配戴老花镜就可以阅读，多见于核性混浊为主的白内障。

四、年龄大了，近视看不清了，是得了白内障吗？

白内障的形成可使晶状体的屈光度增加，引起轻度至中度近视，核性白内障患者多见，患者可感觉所需的老视眼镜度数降低了，双眼不对称的近视漂移可导致屈光参差，此时常常考虑提前行白内障手术。

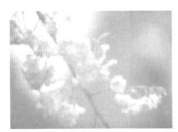

白内障视物效果

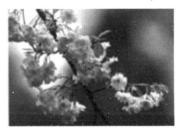

正常视物效果

五、看东西眼前有黑影，是得了白内障吗？

患者自觉眼前有固定不动的朦胧黑影，在阳光、灯光下黑影更为明显，这是晶状体早期局限性混浊的表现，但要注意与视网膜脱离引起的眼前清晰进行性扩大的黑影相区别。

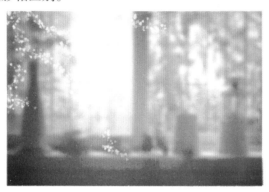

六、外界光线强时，眼睛怕光而且看不清，是白内障吗？

这种情况多见于后囊下型白内障患者，轻者仅感觉强光下对比敏感度下降；重者在日光下、汽车灯光下不能注视前方的物体。也可见于皮质型白内障患者，核性白内障则较为少见，许多患者能较好地耐受轻、中度的眩光，眩光并非手术的指证。

七、怀疑得了白内障，要去医院做什么检查？

白内障是老年人常见的致盲率最高的眼科疾病。虽然白内障危害性很大，但发展缓慢，并无任何痛感，使很多老年人并不知道自己患上了白内障，导致延误治疗，给老年人眼睛带来了很大的伤害。要想知道自己是否得了白内障，就要了解白内障的征兆及初期的症状表现。视物模糊，眼前有暗影，老花镜度数变低或出现近视、单眼复视，室外阳光下视力差、室内暗处相对好等都是白内障的一些常见表现。白内障的初步检查一般包括视力、视功能、眼压、裂隙灯检查眼前段、眼底和 B 超以确定诊断。

八、怎样发现婴幼儿是不是得了白内障？

先天性白内障是胎儿在发育过程中，各种因素致使眼睛中的晶状体发育受到影响，在出生后一个月，即形成不同程度、不同形式的晶状体混浊，阻碍光线进入眼内使人看不见物体。父母该如何判断婴幼儿是否患有白内障呢？当小儿患有白内障时，根据晶状体混浊的程度、范围和位置等的不同，可有不同的症状。轻者可无任何反应，仅在眼科检查中偶然被发现，当晶状体呈中央混浊或全部混浊时，多会影响视力，并表现为瞳孔发白、反应迟钝。因此，在生活中若发现孩子不能抓准物品、视物反应迟钝，稍大的患儿由于视物不清，往往在行走时碰到物体而摔倒，应引起重视，并尽快带患儿到正规的白内障专科医院检查，若确诊为先天性白内障，应尽早手术治疗，防止患儿剥夺性弱视，造成终身难以医治的低视力甚至失明。

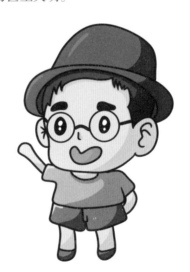

九、白内障要测眼压吗？

白内障术前应常规检查眼压，排除可能伴有的青光眼。术前眼压高的患者大多为长期慢性的高眼压没有经过任何诊治，这类患者白内障术后的视力很可能不佳。有青光眼病史者，宜了解发现青光眼的时间、起病时的症状、视力、治疗情况、手术方式、手术医院、手术时间、术后视力、术后用药情况及复诊情况，最好查找患者过去的病历，了解眼压、视野和视力的变化情况，同时还应注意让患者了解：眼压控制不良，过去视野缺损或有抗青光眼手术并发症的患者，预示白内障术后视力不佳；长期使用缩瞳药物降眼压的患者，因瞳孔不能散大或有虹膜后粘连，白内障术中瞳孔不易被散大，增加手术难度和风险性。

十、白内障要查眼底吗？

眼底检查十分重要，许多疾病都可以从眼底上反映出来。眼底的视网膜血管是人体中唯一可直视的血管，医生把它当作了解其他脏器血管情况的窗口。因此，它的变化在一定程度上反映了一些器官的改变程度。眼底病对人的危害主要是影响视觉，严重的可致盲，所以眼底检查很重要，尤其对有高血压、糖尿病的老年人来说，白内障手术之前的眼底检查不可忽略。

由于白内障的影响，常难以看清楚眼底，需通过询问病史和特殊检查来评估预后并排除眼底病变，尤其是当晶状体混浊与视力下降不匹配时。临床常见到一些糖尿病患者，以前从未发现有此病，直到来做白内障手术，术前检查发现血糖较高，虽然用药治疗血糖很快得到控制，但术后发现已

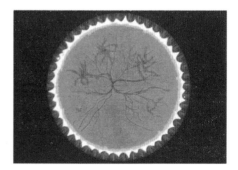

有相当严重的糖尿病视网膜病变，视力恢复不佳。

影响术后视力恢复的常见眼底改变有：

①糖尿病视网膜病变；

②高度近视视网膜病变；

③老年性黄斑病变；

④黄斑裂孔；

⑤视网膜静脉阻塞；

⑥缺血性视神经病变；

⑦视网膜脱离；

……

十一、术前要检查眼睛的屈光状态吗？

老年性白内障形成过程中常伴有屈光的改变，早期皮质性白内障周边皮质呈不规则混浊、增厚而致晶状体扁平化，引起晶状体屈光力降低，产生远视性屈光改变。早期核性白内障因核混浊均匀一致，致核部屈光率增加，使屈折力增大而形成核性近视。混合性白内障散光较多，可能与晶状体各部位混浊不均有关。老年性白内障术前视力障碍不能单纯归咎于晶状体的混浊，应重视屈光状态的检查，既可矫正白内障所致的屈光不正、提高视力、判断白内障手术的最佳时机，又可正确评估晶状体混浊对患者视力低下所起的作用，预测白内障术后的视力。

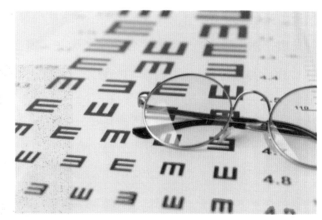

十二、术前要 B 超检查眼部吗?

B 超是通过对眼睛发射超声波并接受反射波，观察眼球内形态结构，优点是不受屈光间质混浊程度的影响。当晶状体混浊程度严重，妨碍医生对眼底情况观察时，则较难预测患者术后视力的恢复情况，B 超对玻璃体疾病及视网膜脱离判断的准确率高达 100%，作为眼科常规术前检查手段，能提供可靠的依据，排除玻璃体积血、视网膜脱离和眼内肿瘤等疾患。

十三、术前要检查角膜内皮吗?

角膜内皮细胞有防止水分从前房进入角膜和将角膜的水分泵入前房的作用。因而，完整的内皮细胞是维持角膜透明性的重要因素。角膜内皮细胞不能再生，损伤后仅能通过邻近细胞移行覆盖，如果内皮细胞密度过低，则不能维持角膜的透明性。术前检查角膜内皮细胞，对于防止术后持续性角膜水肿有重要意义。一般检查角膜内皮细胞的形态和密度，角膜内皮细胞稀少、内皮细胞形态明显异常预示术后可能发生角膜内皮功能失代偿。一般来说，角膜内皮细胞计数显示内皮细胞密度低于 1000 个 /mm² 者，考虑白内障手术非常谨慎；低于 500 个 /mm² 者为白内障手术的禁忌证。

十四、术前要 OCT 检查眼底黄斑部吗?

白内障患者的年龄正趋向年轻化。生活水平的提高，对术后视觉质量的要求也越来越高。随着白内障超声乳化吸除联合人工晶状体植入手术技术的进步，大部分白内障患者术后能获得良好的视力。

部分手术成功的白内障患者术后仍出现低视力，重要原因是术前存在影响视力恢复的眼部疾患，黄斑病变是其中的主要原因。

因白内障患者屈光间质过于混浊，或黄斑病变处于早期，传统的眼底检查能发现病变范围广的视网膜病变，难以发现轻微的黄斑病变。

光学相干断层扫描（OCT）对黄斑疾病的诊断及鉴别诊断、病情监测及定量评估均有重要意义。近年来 OCT 在白内障患者术前检查中得到了应用，呈现较高临床应用价值，可判断与白内障同时存在的黄斑水肿、玻璃体黄斑牵拉综合征、黄斑视网膜前膜、黄斑裂孔、老年性黄斑变性等眼底黄斑疾病。OCT 将成为越来越重要的检查手段，与眼底镜、B 超等眼科检查相互配合、互取所长，进一步提高白内障术前视网膜疾病的检出率，有助于术前更全面地了解患者眼底情况，将术后可能的不良效果提前告知患者，让患者有充分的心理准备，降低对术后视力过高的期望值，可有效避免术后视力不佳所带来的医患纠纷；另一方面，对于存在如黄斑前膜、黄斑裂孔、玻璃体黄斑牵拉综合征等视网膜疾病的白内障患者，在充分了解病情后，可选择眼前后段联合手术治疗，既可减少手术次数、减轻痛苦，又能提高手术效果。

十五、术前要检查房角吗？

房角是眼内房水循环流出的通道，眼内正常压力的稳定需要良好的房水循环来维持，一旦房角发生粘连就会影响眼内压力，导致眼压升高。合并白内障的眼压偏高及青光眼术后患者，术前通过房角镜的检查，常可发现房角有不同程度的粘连，说明患者眼压升高主要与房角粘连有关。白内障手术植入较薄的人工晶体取代了厚的混浊晶状体，加深了前房，改善了眼前节拥挤的状况，消除了瞳孔阻滞，能有效地预防急性闭角型青光眼的急性发作，但对房角粘连分离作用有限，以往此类患者常需行白内障手术联合抗青光眼手术，但此类患者常有瞳孔小、前房浅、虹膜条件差、角膜内皮细胞少的情况，手术操作难度相对偏大、手术损伤大、并发症多，因而对此类患者行白内障超声乳化联合房角分离术不仅降低了眼压、提高了视力，同时不良反应少，无常见外滤过手术的并发症，能更好地提高患者的生活质量。因此，白内障术前尤其是同时有眼压升高的患者，房角检查非常重要。

十六、术前要 UBM 检查眼前节结构吗？

超声生物显微镜（UBM）是一种眼用 B 超影像学检测工具，是目前了解眼前段组织结构的一种重要方法，可获得眼前段任意子午切面的二维图像，UBM 检查具有实时、非干扰、定量和不受混浊角膜影响等特点，可在活体清楚观察眼前结构，如睫状体位置改变、悬韧带异常导致的晶状体位置异常、脉络膜改变等，明显延伸了眼前节的可视范围，UBM 可更全面地反映整个房角及眼前节的形态，弥补前房角镜检查的不足，特别是在眼前段屈光间质混浊或小瞳孔时，是白内障手术前一种重要的辅助检查手段。对白内障伴有晶状体悬韧带异常、房角改变的患者，可进一步明确诊断及手术方式的选择。

十七、术前要根据眼轴长度、角膜曲率和前房深度选择人工晶体度数吗？

人工晶体是由人工合成材料制成的一种类似晶状体的特殊透镜，成分包括硅胶、聚甲醛丙烯酸甲酯、水凝胶等。人工晶体的形状、功能类似人眼的晶状体，具有重量轻、光学性能高、无抗原性、致炎性和生物降解等特性。白内障术后摘除了混浊的晶状体，将人工晶体植入眼内替代原来的晶状体，使外界物体聚焦成像在视网膜上。

白内障术后植入人工晶体做什么呢？人工晶体在人的眼内相当于一个 900° ~ 1200° 的凸透镜，如果患者术前无屈光不正（即无近视、远视等），白内障手术摘除了晶状体，术眼就处于高度远视状态，需要戴一个相等度数的凸透镜来矫正。这种"高度远视镜"戴起来不美观、不方便、视觉质量差，还使患者感觉不舒服，人工晶体的出现就帮了许多白内障患者一个大忙。

白内障摘除同时植入人工晶体可以做到：在解剖位置上替代人眼晶状体发挥作用；单眼白内障术后植入人工晶体解决了过去由于单眼白内障手术另眼视力较好，使术眼术后无法带矫正眼镜的问题，亦可减少双眼视差带来的不适，如头晕、恶心、有时出现复视；人工晶体没有无晶状体眼所造成的视物变形、环形暗点、视野缩小等缺点。

随着超声乳化仪及手术方法的改进和新型折叠式人工晶体的出现，白内障手术已经从过去单纯的复明性手术，转变为现在的屈光性手术，随之而来术后屈光状态也越来越受到人们的重视。

术前精准测量术眼眼轴长度、角膜曲率和前房深度等术眼参数，根据这些参数选择适合的人工晶体度数，显得尤为重要；植入人工晶体度数适合，成为患者术后视力恢复和视觉质量的重要影响因素。确定人工晶体屈光度数主要取决于术前精准测量术眼参数的准确性和计算公式选择的正确性。

十八、术前一定要散瞳吗？

白内障超声乳化联合人工晶体（IOL）植入术是目前白内障患者恢复视力的最佳手术方式，具有切口小、手术时间短、术后散光度数小、视力恢复快、眼组织损伤小、患者感觉舒适的优点。白内障超声乳化人工晶体植入术要求术前瞳孔充分散大，手术过程中瞳孔需维持在 7 mm 以上，以利于术者进行手术。因此，手术的成功除了有赖于术者良好的手术操作技巧外，术前散瞳是术前准备的一项重要环节。术前散瞳效果和术中散瞳效果维持直接影响医生的手术操作、手术时间和手术质量，所以散瞳准备成为手术成功一个重要的因素。

参考文献

[1] 赵堪兴，杨培增.眼科学.8版.北京：人民卫生出版社，2013，149-161.

［2］葛坚.眼科学.2版.北京：人民卫生出版社，2011.

［3］赵霞，管永清，高丽芬.超声生物显微镜在眼外伤中的应用.国际眼科杂志，
2003，3（2）：78-80.

（孙兴家　　张彤彤）

第四章
诊断、鉴别诊断

一、什么是临床意义的白内障？

临床意义的白内障指任何先天性或后天性的因素，引起晶状体透明度降低或颜色改变所导致的光学质量下降的退行性改变成为白内障。在这个定义中，并未纳入视力标准，而且不是所有的晶状体混浊都会引起视力下降或视觉质量明显的改变。临床工作中，视力标准是医生开展白内障手术治疗及患者是否愿意接受手术的重要依据，同时也是医疗行政部门、各医疗机构评估白内障地区性人群影响和医疗卫生资源分配的标准之一。因此，世界卫生组织（WHO）从群体防盲治盲的角度出发，将晶状体混浊且矫正视力低于 0.5 者定义为临床意义的白内障。

二、白内障的发展是怎么分期的？一定要在成熟期做手术吗？

临床对白内障的分级和分期是不同的。就分期来说，通常包括初发期、膨胀期、成熟期和过熟期。不同类型的白内障，不同分期的临床表现也是不同的。皮质性白内障的初期，晶状体的皮质可出现点片状、楔形、轮状混浊，不伴有或伴有轻度视力下降及屈光度变化。膨胀期晶状体混浊明显，并且伴有体积增大，可前推虹膜，引起房角变窄，导致眼压升高及继发性青光眼。

患者多感觉视物模糊、眼前固定黑影及明显的视力下降。成熟期晶状体完全混浊，呈现白色，部分患者因发现瞳孔区"变白"来就诊，此期患者的视力较差，只能看到手指摆动或者光感。临床检查时，眼底因混浊的晶状体遮挡，窥不清或仅见眼底红光反射，影响对术后效果的评估。过熟期的晶状体呈现深棕色或者黑色，体积缩小，部分患者主述视力突然提高，这与晶状体核下沉、因部分光线透过到视网膜有关。

当患者得知自己患有白内障时，最关心的问题就是"白内障成熟了吗？"因为普遍意识"白内障只有等到成熟了或者熟透了才需要手术"。由此可见，民间流传的"成熟"与医学中的"成熟期"是不同的概念。白内障是否需要手术治疗，需参考患者的症状、视力和眼部检查结果、视觉质量、生活需求等因素全面考虑。从医学分期的角度，成熟期白内障因影响眼底的观察及可能引起继发性青光眼，所以原则上建议手术在成熟期前酌情进行。因此，在社区开展健康教育，加强公众对白内障的正确意识，对白内障防治工作是非常必要的。

三、老年性白内障与青光眼的区别是什么？

白内障与青光眼的发病都与年龄相关，但症状是有区别的。白内障的主要症状是视物模糊和视力下降，通常为无明显诱因、无痛性、渐进性。青光眼主要分为原发性青光眼和继发性青光眼。原发性青光眼又分为开角型、闭角型、特殊类型。原发性闭角型青光眼又分为急性闭角型和慢性闭角型。青光眼的主要表现是视神经萎缩和视野的特征性缺损，视物模糊、视野改变、虹视，伴或不伴有眼痛、眼胀、同侧头痛、恶心、呕吐等。部分青光眼患者有家族史。膨胀期白内障可引起继发性青光眼，青光眼患者发生白内障进展及程度明显加快、加重。所以医生建议：当出现视物模糊、视力下降时，应及时到医院进行视力、眼压等检查。

四、白内障和屈光不正的关系是什么?

外界光线,经过眼的屈光系统(角膜、房水、晶状体、玻璃体)后,不能在视网膜黄斑中心凹聚焦,不能产生清晰的像,称为屈光不正,包括近视、远视和散光。晶状体作为眼屈光系统的重要组成部分,屈光状态改变会影响视力和视觉质量。随年龄增长,晶状体重量、体积、代谢都会随之改变,从而引起晶状体形状、屈光度和透光性的改变。早期白内障时,患者可表现为近视、远视和散光,部分改变是可通过医学验光矫正的,配戴眼镜后视力有所提高。后期,随着晶状体混浊加重,透光性降低,视力下降明显,屈光度的改变不能矫正。

五、白内障和干眼的关系是什么?

干眼常见的症状是疲劳感、异物感、干涩感,偶有视物模糊、畏光、流泪等。原因可为环境性的,如空调房、手机或者电脑的使用、干燥或烟尘环境;也可能是年龄性或内分泌性的,可伴有失眠或其他全身系统性疾病。部分老年性白内障患者伴有干眼症状,诊断方法主要包括视力/矫正视力检查、眼压、眼前节裂隙灯检查、干眼检查(泪液分泌试验、泪膜破裂时间、干眼仪检查、角膜荧光素染色等)。一方面根据检查的结果对干眼进行治疗;另一方面也需要向患者传授正确的白内障自我发现和诊断的知识,避免因信息错误或者误导,引起患者不必要的焦虑和紧张。

参考文献

葛坚.眼科学.2版.北京:人民卫生出版社,2011,203.

(何 伟 曹 玥)

第五章

特殊类型白内障

一、什么是先天性白内障?

出生后即存在或出生后第一年逐渐形成的晶状体部分或全部混浊,为先天性白内障。可为家族性或单发,伴有或不伴有其他眼部疾病或遗传、系统性疾病。部分患儿因被发现"瞳孔区发白"来院求诊。该疾病是由于胚胎期晶状体的代谢异常导致晶状体透明度改变或下降。

发病机制考虑主要是两方面因素:

①遗传因素

25% 的先天性白内障伴有家族史。

②环境因素

母体妊娠 3 个月宫内病毒性感染,如风疹、水痘,营养不良,维生素缺乏,代谢性疾病等。

二、先天性白内障有哪些症状?

小儿白内障可表现为"白瞳症",可在出生后由家长发现瞳孔区出现白色反光,也可由学校体检发现单眼或者双眼视力下降,经医院复查后确诊。

因为"白瞳症"也可见于视网膜母细胞瘤、早产儿视网膜病变、永存原始玻璃体增生症、Coats病等眼部疾病，所以主要鉴别诊断需要根据发病年龄、病史、眼部检查和辅助检查的结果，包括 B 超、荧光素血管造影、眼眶和头颅 CT 等。

多数先天性白内障并无视力障碍，也不伴有其他眼部异常，检查表现为晶状体非瞳孔区的点状、绕核状混浊，因此不影响光线透过晶状体在视网膜成像。此类患者通常是在眼科常规体检或者因眼科其他疾病就诊时被发现。

三、先天性白内障的类型有哪些？

先天性白内障的类型：

①前极性白内障

混浊的部位在晶状体前囊的正中，通常不影响视力及视力发育。

②后极性白内障

混浊的部位在晶状体后囊的正中，通常不影响视力及视力发育。

③绕核性白内障

在晶状体核周围有许多带形的混浊包绕，通常不影响视力及视力发育。

④点状白内障

混浊呈点状分布，可散发，也可呈均一点状，不影响视力及视力发育；如果部分呈片状，位于光学区中心，可影响视力。

⑤冠状白内障

在晶状体周边的皮质深层，混浊呈放射状排列，形如花冠。

⑥核性白内障

晶状体核部混浊，因位于光学区中心，可影响视力。

⑦膜性白内障

晶状体纤维发生退行性改变，溶解、液化、吸收形成。

⑧全白内障

晶状体全部混浊，不影响视力及视力发育。

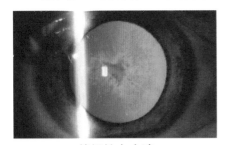

前极性白内障

A为前、后极性白内障

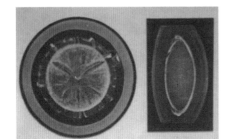

绕核性白内障

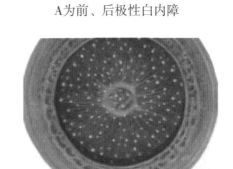

点状白内障1

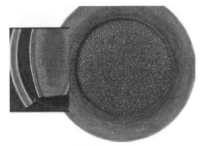

点状白内障2

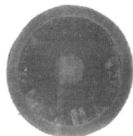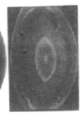

冠状白内障

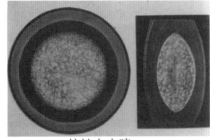

核性白内障

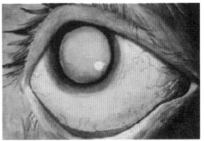

全白内障

四、先天性白内障对患儿造成哪些影响？

先天性白内障类型不同，对患者的影响也不同，主要与晶状体混浊的位置有关。如果混浊的部位不影响光学中央区，通常不会造成视力障碍或视力发育障碍。如果混浊的部分在光学中央区，患儿在视力发育早期便可造成形觉剥夺性弱视，因此需要尽早手术治疗及术后的弱视训练。

五、如何预防先天性白内障？

母亲在孕期患有能造成胎儿晶状体混浊，导致新生儿非遗传性先天性白内障的疾病，妊娠期的感染，如风疹、水痘、单纯疱疹、流感等病毒；营养不良；某些药物，如四环素类、激素；某些系统性疾病，如心脏病、糖尿病、甲亢、贫血、维生素 D 缺乏；低体重儿和极低体重儿等，也可造成晶状体混浊，引起先天性白内障。所以强调围产期保健，是减少先天性白内障的途径之一。

六、什么是老年性白内障？

老年性白内障也叫"年龄相关性白内障"，晶状体出现改变及混浊的程度与年龄密切相关。也就是说随着年龄的增长，白内障的患病率增加，病情逐年加重。据调查，70 岁以上的人群，老年性白内障的患病率为 100%。先天性白内障及其他类型白内障的患者，也会同时发生老年性白内障。

七、老年性白内障的分类？

白内障分类的方法很多，临床主要以晶状体混浊发生的部位来分。
分为：皮质性、核性和后囊下性。

①皮质性白内障

晶状体皮质呈白色混浊，片状、轮状或者辐射状。

②核性白内障

晶状体混浊从核中心处开始，呈黄色、浅棕色、深褐色。

③后囊下性白内障

晶状体后囊发生混浊，呈现锅底样外观。

八、什么是并发性白内障？

并发性白内障是由于眼部疾病引起的白内障，如葡萄膜炎、青光眼、视网膜脱离、高度近视、角膜溃疡等。这些疾病引起的白内障与单纯白内障相比，晶状体混浊的程度比较重，进展快。在治疗方面，除了考虑白内障手术治疗外，还需考虑原发眼部疾患的治疗，综合确定合理的用药及手术方案。对于眼部活动性炎症，需病情稳定一定时间后，考虑白内障的手术治疗。

九、什么是外伤性白内障？

由眼部钝挫伤、穿通伤、辐射性损伤和电击伤等外伤引起的白内障称为外伤性白内障。晶状体的改变与外伤的程度、类型及受伤的时间有直接的相关性。可出现不同程度的视力下降，还可伴随晶状体囊破裂、晶状体蛋白外漏、晶状体半脱位及脱位等其他症状。

十、什么是代谢性白内障？

由全身代谢性疾病所引起的白内障称为代谢性白内障，包括糖尿病性白内障、半乳糖性白内障、手足搐搦性白内障等。临床上比较常见的是糖尿病性白内障，多为后囊下性混浊，进展较快。由于血糖升高导致晶状体细胞内渗透压的增高，晶状体纤维水肿，出现混浊。可伴有屈光状态的改变，因为晶状体变凸，出现近视，或者因为血糖降低，晶状体变平，出现远视。

十一、什么是药物性白内障？

长期使用某些药物引起的白内障称为药物性白内障。药物包括皮质类固醇激素、抗精神抑郁药物、抗肿瘤药物、避孕药等。所以临床上都建议长期使用此类药物的患者定期到医院进行眼部检查，及时发现视力障碍，适当调整用药方案。对精神障碍患者，建议由法定监护人陪同检查。根据精神症状、晶状体混浊程度及影响、全身状态酌情考虑手术治疗，首要条件是能否配合手术。

十二、什么是辐射性白内障？

由电离辐射、红外线、紫外线、微波等引起的白内障称为辐射性白内障。通常发生在某种特殊职业人群，如玻璃工人、炼钢工人等。发病的时间和程度与从事特殊职业的时间有关系，表现为渐进性、无痛性视物模糊，视力下降。经过视功能检查和眼部检查，排除其他因素引起的白内障，可以诊断。辐射性因素也可以引起角膜、视网膜等眼部组织病变，所以术前需全面评估眼部情况，积极治疗眼部活动性炎症和损伤。从事特殊职业的人群，建议工作时配戴防辐射眼镜，并且定期接受眼部检查，以防止辐射性眼部损伤，及时发现辐射性白内障。

十三、糖尿病与白内障的关系是什么?

糖尿病可引起多种眼部并发症，累及眼睑、角膜、晶状体、视网膜等。眼部并发症发生的时间与糖尿病的患病时间、血糖水平及稳定程度呈正相关。糖尿病患者血糖升高，可引起晶状体细胞内渗透压的增高，晶状体纤维水肿，出现混浊，即为糖尿病性白内障。血糖水平的升高亦加速白内障的病变进程。晶状体混浊多为后囊下性，因晶状体膨胀、水肿，引起屈光状态的改变：晶状体变凸，出现近视，或因为血糖降低，晶状体变平，出现远视。

建议糖尿病患者每 6 个月进行全面的眼部检查，包括视力 / 矫正视力、眼压、眼前节检查、散瞳眼底检查 / 照相。根据检查结果进行随访或者治疗，眼底相片存档，建立眼健康数据库。

十四、高度近视会导致白内障吗?

高度近视会引起白内障，视力损伤是由高度近视和白内障双重原因所导致的。高度近视眼会引起特征性眼底病变，如视网膜萎缩、后葡萄肿、黄斑水肿、视网膜裂孔，引起不可逆的视力损伤和变化。人工晶体置换术不但可以解除白内障混浊造成的视力损伤，还可通过术前精确的检查和计算，矫正部分高度近视患者框架眼镜无法矫正的视力损伤。所以部分高度近视的患者虽然晶状体混浊程度比较轻，也可考虑进行白内障手术治疗，因为高度近视的度数无法通过框架眼镜或隐形眼镜矫正。因此，在选择手术方案时不但要评估晶状体混浊程度对视力的影响，同时也要考虑高度近视造成的视力损伤程度。

十五、得了白内障，是不是就很严重呢?

部分患者因常规体检被告之患有白内障来诊，除特殊类型的白内障，老年性白内障是与年龄密切相关的，也就是说每个人都会得白内障，只是发病的时间和病情不同。部分人群因视力下降明显或视觉质量影响日常生活，需要进行手术治疗。手术时机的选择，以前从防盲治盲的角度考虑单眼矫正视力在0.3以下。但是，随着中国经济的发展、人民生活水平的提高，对视觉质量的要求和视力的要求也发生了变化，如驾驶、读书、绘画、设计等对视力的要求，部分患者在单眼矫正视力为0.6左右时便选择了手术治疗，选择的人工晶体是多功能性的，如散光型人工晶体、多焦点人工晶体、非球面人工晶体、仿生人工晶体等。

十六、如何判断自己是否得了白内障呢？

老年性白内障在50岁以上发病，初期会感觉单眼或者双眼不同程度的视物模糊和视力下降，或者所配戴的眼镜度数不合适，可表现在强光下症状加重，暗处相对清晰。部分患者还会感觉眼前固定黑影，无法消除或者擦拭，后期视力下降明显。自我检查时需要用手遮挡住一只眼睛，双眼分别进行：盯着白墙，观察眼前是否有固定黑影，眼球转动时黑影是否跟随运动，视物模糊是均一性还是局部有遮挡感，观察笔尖或书报时是否清晰，字体大小是否一致，有无变形、发暗、复视。如果出现以上一项或者多项异常时，应到医院检查。

十七、基层医疗机构的医生如何判断白内障？

在基层医疗卫生机构，社区医生、乡医、村医需要经过培训掌握检查视力和检影验光的能力。对于出现视力障碍的患者，首先进行视力和验光检查。如果视力下降不能通过验光试镜矫正的患者，聚焦手电筒呈45°投照于晶状体，观察晶状体是否透明。白内障患者瞳孔区的晶状体呈灰白色或者乳白色混浊，然后观察混浊的形态和部位。同时出现视力下降和晶状体混浊的患者，考虑为白内障，应到医院进一步检查。

参考文献

葛坚.眼科学.2版.北京：人民卫生出版社，2011，203.

（何　伟　曹　玥）

第六章
治疗方法

一、白内障可以药物治愈吗?

迄今为止世界上还没有任何一种能有效治疗白内障的药物。有些药物可能只起到减缓白内障发展速度的作用，不能从根本上彻底治愈，手术是目前治疗白内障唯一有效的方法。

现在有很多药物宣称能治好白内障，这是极不负责任的，是误导。目前药房里出售一些眼药水，用于治疗早期或暂时不适宜手术的白内障患者。此类眼药水一般每日滴眼 3 ~ 4 次，每次 1 滴。如能改善症状，可继续滴用，也需坚持长期应用，最终解决白内障的方法仍然是手术。

治疗白内障，最重要的是积极治疗原发病，除老年性白内障与机体退行性改变有关外，大部分白内障都是有特定原因的，只要脱离了原发病的影响，大多数的晶状体混浊是可停留在某一阶段的，已经混浊的晶状体不能重新变得透明。由此可见，把眼药当作"灵丹妙药"，忽视原发病治疗，显然是"捡了芝麻，丢了西瓜"。虽然治疗白内障的药物早在 20 世纪 50 年代就已开始使用，但是寻找治疗白内障的有效药物却是一项极为复杂而艰巨的任务，因为白内障尤其是老年性白内障的原因还不完全清楚。有待深入研究眼内物质的微观世界，确切了解白内障的来龙去脉。

二、白内障手术方法有哪些？

白内障常见的手术方法有以下几种：

1. 白内障囊内摘除术

是指离断晶状体悬韧带之后将晶状体完整摘除的手术。这种手术方法适用于老年性白内障有晶状体硬核或晶状体脱位者。由于术后失去了晶状体的支撑作用，玻璃体动度增大，手术后的并发症较多，不易植入后房型人工晶体，目前已较少做这种手术。对条件较好的囊内摘除术后无晶状体眼，可行人工晶体缝线固定术。

2. 现代白内障囊外摘除术

是指在同轴光照明下的显微手术。主要优点是保留了晶状体后囊，便于植入和固定人工晶体，适合于成年人核性白内障。目前在发达地区，囊外摘除术和人工晶体植入术是主要的手术方式。缺点是部分患者在术后 1 ~ 5 年内因后囊混浊影响视力，需再行后囊切开术。

3. 白内障超声乳化术

是一种囊外摘除式式，适用于核为中等硬度的白内障。但超声乳化操作相对复杂，价格也相对较高。

三、哪些白内障可以手术治疗？何时手术？

白内障临床表现主要为视力逐渐下降，伴有或不伴有其他不适症状。但是如果感到视力在慢慢下降，也必须到医院检查做出诊断后才能确定是否是白内障。因为眼科其他疾病也会表现为视力下降，比如黄斑变性等其他眼部疾病，如果不能得到及时的治疗，可能会导致永久性的视力丧失。有人说白内障等到"熟了"再做，也就是看不见了再去做，这种观念是大错特错了！这是 30 年前老观念，是由于当时医疗水平低下导致的。现在的白内障手术主要是超声乳化手术，在白内障成熟之前就可以做。避免了视物模糊到失明漫长痛苦的过程，也避免了白内障引起青光眼的可能性。等到"熟了"再做反而手术难度较大，出现并发症的概率也相对增加。白内障手术水平已经达到只要患者感到视力对日常生活、工作、学习产生了不良影响，不能满足自己对视力的要求，视力甚至在 1.0 都可以接受手术治疗。

为什么视力 1.0 就可以手术呢？因为有的患者虽然视力是 1.0，但白内障已经很明显了，虽然能从晶状体混浊的缝隙里看到视力表上的视标，但是视觉质量已经下降很严重了。看到阳光就会有炫光感，还可出现复视、重影的情况，影响到自己的生活，因此也应该接受手术。白内障是选择性手术，因为它不是急症，患者可以根据自己的需要和感受，自由选择手术的时间，就是什么时候手术自己定。但是千万不要等到白内障"熟了"再做，那会给医生带来很大的困难，手术时出现并发症的机会增加，术后恢复较慢。

四、什么是白内障超声乳化手术？适应证有哪些？

白内障超声乳化技术是眼科显微手术的重大成果，自 1967 年美国的 Kelman 医生发明了第一台超声乳化仪并用于临床，之后经过众多眼科专家 30 多年不断改进、完善，白内障超声乳化技术已成为世界公认的、先进而成熟的手术方式。进行手术时，在术眼角膜或巩膜的小切口处伸入超乳探头将混浊的晶状体击碎成为乳糜状后，借助抽吸灌注系统将乳糜状物吸出，同时保持前房稳定，然后植入人工晶体，使患者重见光明。超声乳化技术真正实现了切口小、无痛苦、手术时间短、无须住院、快速复明的手术理想状态。缺点是：所需要的设备较昂贵，手术费用较高，手术操作较复杂，技术培训时间较长，可能会发生角膜内皮失代偿等并发症，对特别硬的核超声乳化困难。

适应证：所有原发或继发性白内障，晶状体核不是特别硬，原发病得到控制，且患者全身状态良好，能够耐受手术。

五、白内障手术一定要植入人工晶体吗?

白内障手术只要是眼睛的条件许可，都应植入人工晶体。不植入人工晶体，相当于眼睛里缺少了一个器官，手术后还是什么都看不清楚，与没做手术时没有太大的区别，也就失去了手术的意义。虽然可在术后3个月配戴高度数的眼镜，看见东西，但是视野较小，视觉质量差。如果另一眼正常，患者两眼度数相差太大，产生屈光参差，眼镜就很难配戴。眼里缺少一个器官，内部空间增大，可能导致视网膜脱离，特别是高度近视的患者，如果治疗不及时可以引起不可逆的失明。

植入人工晶体的优点：

①人工晶体可最大限度地维持眼睛的正常生理结构；

②术后并发症的发生概率降到最低；

③方便，可利用性高。

六、如何选择人工晶体?

1. 硬性与软性（可折叠、推注型）人工晶体

①硬性人工晶体

应用临床的时间很长，价格便宜，但手术切口较大；

②软性人工晶体（可折叠人工晶体）

丙烯酸酯和硅胶，可折叠。不需缝合，术后视力恢复快，但价格相对较高。

2. 球面人工晶体与非球面人工晶体

①术后散光较大或出现较大的近视或远视，或术前估计眼底有较大问题，或行白内障囊外摘除手术等则不需要植入非球面设计的人工晶体；

②单焦点与可调节人工晶体、多焦点人工晶体

目前临床应用的人工晶体绝大部分是单焦点人工晶体，这种人工晶体只

有一个焦点，植入了这种人工晶体的眼睛只能看清楚一个距离的物体。因此，手术后仍需要配戴近视眼镜或花镜才能满足看远或看近的需求。

3. 可调节人工晶体

主要基于两种原理：位移调节和多焦成像，相应的人工晶体也称为可调节人工晶体和多焦点人工晶体。这类人工晶体的作用是改善白内障术后的全程视力，对眼镜的依赖较少。

4. 染料添加的人工晶体

明亮环境下"晃眼"的感觉减少，同时可能对眼底有保护作用。是目前切口最小的人工晶体，1.4 mm 切口即可植入人工晶体，术源性散光更小。不适合晶状体核较硬的患者。

5. 表面药物涂层人工晶体

此类以人工晶体表面肝素涂层为代表，肝素作为一种抗凝剂，具有直接抗炎作用，减少术后的异物反应，减少后囊混浊等的发生，具有恢复快、用药时间短的优点。

6. 散光型人工晶体

以美国 Alcon 公司的 Toric 散光型人工晶体为代表，在球面屈光力的基础上加入散光（柱镜），手术时，把散光型人工晶体的轴位置于患者角膜散光的轴位，从而在摘除白内障植入人工晶体的同时矫正角膜缘性散光。

一般情况下，医生会根据患者眼睛的具体检查结果及对视力的要求情况建议患者选择什么类型的晶体，患者再根据自己的经济条件最终选择一个适合自己的晶体。人工晶体的选择并不是越贵越好，而是要选择出一个最适合自己眼睛条件的晶体。

七、患者术前应做哪些生活准备？

白内障手术前的准备是非常重要的，除了要配合医生做好眼部及全身的检查外，还要做好身心的调整。白内障患者术前应保持正常的生活起居，避免因激动出现并发症。伴有全身慢性疾病的患者如高血压、糖尿病等应控制好全身疾病，必要时应请专科医生会诊调整治疗方案。鼓励患者树立自信心，取得良好配合。每日正常排便，保持大便通畅，防止大便干燥，必要时使用药物，以保证术后顺利恢复。注意休息及睡眠。手术前保持颜面部及眼部周围皮肤卫生状况，手术前一天清洗头发，并停止使用眼部周围的化妆品，避免术后感染的可能性。戒烟、戒酒，了解白内障手术的大概过程，手术当天一定要有家人陪同，避免情绪上的剧烈波动。术前三天眼部使用抗生素眼药水预防感染。

八、慢性病患者术前要做哪些准备？

糖尿病患者应控制血糖，空腹血糖应控制在 10 mmol/L；高血压患者应控制血压，血压稳定在 160/90 mmHg；心脑血管疾病患者全身应用抗凝药物时需做凝血功能检查，如无异常情况可不停止使用抗凝药物，因为停用抗凝药物会增加脑卒中的概率。慢性病患者必要时需在专科医院检查后，方可实施手术。

需要注意的问题：

①消除患者的紧张情绪，鼓励患者树立自信心，良好配合；

②术前 3 天内滴用抗菌素眼药；

③保持大便通畅，必要时服通便药或行肥皂灌肠；

④注意休息及睡眠；

⑤当天一定有家属陪同；

⑥戒烟，戒酒；

⑦当天将脸部清洗干净，不可用任何化妆品；

⑧术前可少量进食（全麻者除外）。

九、患者术前如何调整自己的心态?

1. 了解原理及手术过程

详细了解白内障原理、手术过程,了解每一个手术步骤,能消除术中紧张情绪,有利于手术过程中更好地配合医生。

2. 术前准备

打算做手术的患者应该了解术前准备有哪些,做好术前准备工作,是保证手术顺利进行的第一步。

3. 手术当天亲友陪同

手术当天,至少安排一位亲友陪同前来手术,并在术后护送回家,这可在一定程度上缓解术前和术后的焦虑情绪。

4. 术后与亲友充分沟通

术后恢复过程中,多跟家人、朋友沟通。

5. 术后保持与医务人员有效沟通

与医院和医生、护士保持联系,有任何情况及时联系医生、护士,沟通解决。

十、患者要做哪些术前检查?

白内障术前应了解角膜、玻璃体、视网膜、视神经、黄斑区是否正常及脉络膜有无病变,以及必要的全身检查,对白内障术后视力恢复会有正确的估计。患有心血管系统疾病的患者应先控制病情后再做手术,必要时请专科医生会诊调整治疗方案;糖尿病患者,应先控制血糖,待血糖平稳一段时间后再手术,防止切口闭合不佳,术前应用抗菌药物以防感染。全身或局部有急性炎症病变时应先予治疗。同时患有眼部其他疾患可能影响白内障手术者应慎重决定手术时机、方式、顺序。

眼部检查一般包括:视力、眼压、眼部 A 超、眼部 B 超、角膜曲率、角膜地形图、视野、眼底、泪道冲洗等。其中角膜曲率和 A 超检查是为了计算手术中要植入的人工晶体度数。OCT（前节、黄斑），如有怀疑晶状体脱位或半脱位应查 UBM；评价视功能检查：VEP、ERG、PC 视力等。

全身检查一般包括：血压、血糖、心电图、血尿常规、肝肾功能等。目的是要了解患者的全身情况，有无高血压、糖尿病及病情程度，心功能情况。各医院手术标准各不相同，一般血压要控制在 140/90 mmHg，空腹血糖低于 10 mmol/L，是否能耐受白内障手术。必要时根据需要做神经内科检查，了解脑血管状况。

（邱 新 张 斌）

第七章

围术期准备

一、手术当日有什么注意事项？

1. 医护人员注意

①核对患者信息；

②核对术式；

③核对患者眼别；

④核对人工晶体品牌及人工晶体度数；

⑤其他。

2. 患者注意

（1）术前

①高血压、糖尿病及咳嗽患者，应请内科医师检查，控制稳定后再施行手术；

②若有服用高血压、糖尿病或咳嗽药等内科药物，请在手术前后及当天都继续服用；

③手术前一天或当天清洗头发；

④手术当天脸部清洗干净，不可用任何化妆品；

⑤手术前可以少量进食；

⑥手术当天一定要有家属陪同。

（2）术中

①手术中不要咳嗽，因咳嗽会增加眼压不利于手术进行；

②手术前给予口服药及眼药水，请配合使用；

③手术前必要时会剪睫毛以防止细菌感染；

④手术采用局部麻醉，特殊情况采取全身麻醉；

⑤手术中请勿移动头部，非必要不要说话；

⑥手术前请上厕所，以防止手术中想上厕所。

二、手术住院的大致流程是什么？

住院流程：

①接新患者，测生命体征，给予入院宣教，给予更衣；

②给患者戴手腕带，戴在术眼同侧；

③医生冲洗泪道；

④术眼点抗生素滴眼液；

⑤完善术前全身及眼部检查、人工晶体的选择；

⑥术前宣教，知情同意，并签署知情同意书；

⑦根据手术通知单查对患者姓名、年龄、住院号、眼别等；书写术前护理记录，血压高的复测血压并写在记录的备注里；

⑧最后再次查看瞳孔散大，交接并送手术室；

⑨术后患者平卧休息，3小时后可进软食（可以缓慢翻身、上厕所）；

⑩术后第二天查房，视力、眼压、术后眼部反应等，若无特殊，可当日出院；一周复诊或随诊。

三、患者进入手术室后的操作流程有哪些？

患者进入手术室后的操作流程：

①手术室护士核查患者信息、手术方式、眼别、晶体及度数等；

②患者放松心态，缓缓平卧手术台；

③消毒铺巾；

④局部碘伏冲洗结膜囊；

⑤手术操作（略）；

⑥术毕，局部抗生素药膏涂眼，包扎术眼；

⑦嘱患者及家属，安返病房。

四、手术中注意事项有哪些，患者如何配合？

1. 手术中不要咳嗽，咳嗽会增加眼压，不利于手术进行。

2. 手术前必要时给予口服药及眼药水，请配合使用。

3. 手术前必要时会剪睫毛及洗眼以防止细菌感染。

4. 手术采用局部麻醉，特殊情况采用全身麻醉。

5. 平卧手术台后，深呼吸，尽量放松，两手自然贴于手术床两边；手术中眼睛注视手术显微镜灯光。

6. 手术中请勿挪动双手，切忌移动头部和突然转动眼球，以免造成眼睛的意外伤害。

五、手术常见的并发症有哪些？

白内障手术常见的并发症：

①前房积血伴或不伴有高眼压；

②视网膜并发症，黄斑囊样水肿；

③持续性角膜水肿，角膜内皮失代偿；

④一过性或持续性高眼压；

⑤虹膜炎、葡萄膜炎；

⑥脉络膜脱离伴有切口渗漏、低眼压；

⑦瞳孔阻滞、瞳孔持续性散大；

⑧白内障术后并发切口渗漏引起的低眼压、浅前房、感染、眼内炎；

⑨视网膜脱离；

⑩白内障后囊膜混浊、后囊破裂、玻璃体嵌顿；

⑪人工晶体偏位、脱入前房等。

六、手术后还会得白内障吗？

　　首先要明确白内障的定义，晶状体的混浊称为白内障。白内障术后原有混浊的晶状体已经摘除了，通常情况下眼内也已经植入了人工晶体，在严格意义上讲，白内障是不会再发的。之所以一部分患者会发生视力下降，感觉就像又得了白内障，是由于这部分患者的晶状体后囊膜发生了混浊，医学上也叫后发性白内障，简称后发障。这种后囊膜混浊是指残留在晶状体前囊或赤道部的晶状体上皮细胞增生移行后导致的。这种情况是因人而异的，儿童、青少年由于自身修复和增生的能力比较强，术后几乎100%会发生；年轻患者的发病率也会较高；老年性白内障术后的发生率不定，和医生的手术操作有一定的关系。通常在术后几周到数年发生，平均在术后半年到一年发生，患者的自觉症状就是随着时间的延长视力再次逐渐下降。

　　白内障手术后的后发障发生率和晶体种类也有一定的关系，硬性晶体的发生率要高，折叠晶体和一些特殊晶体的发生率要低很多，这和晶体与后囊膜之间是否存在空间有很大的关系，如果晶体和后囊膜之间不存在空间，后发障的发生概率就会很低。一旦发生后发障，早期可使用激光后囊膜切开治疗，如后囊膜混浊比较严重，激光不能有效治疗，可以选择手术后囊膜切开治疗，一般情况下经过一次治疗后，不会再次出现后发障的情况了。

七、手术麻醉方法有哪些？

以前白内障手术切口比较大，麻醉方法以球后麻醉或球周麻醉为主，但仍可发生一些并发症，如眼压升高、刺穿眼球、视神经损伤、球后出血甚至麻醉药物误注入颅内引起生命危险等。球后麻醉或球周麻醉都需要相对较长的时间才能产生麻醉效果，且注射时患者比较疼痛。

随着白内障手术技术的发展，现阶段白内障麻醉主要为表面麻醉，表面麻醉是一种适合做透明角膜切口及角巩膜隧道切口的麻醉方法。具体方法是以各种表面麻醉剂滴眼液点眼，每 5 分钟 1 次，计 4 次即可开始手术。术中如效果不满意，可随时追加点眼。特殊患者、疼痛或配合不佳者，可追加 Tenon 囊下麻醉。由于开放眼球后，可能随时需要追加点眼，因此，麻醉剂应保证无防腐剂及无菌。

这种方法使麻醉更加安全，避免了球后、球周麻醉的诸多并发症。表面麻醉后眼部有感觉但几乎无痛觉，减少了患者的疼痛及由此带来的恐惧心理，增强了患者的手术信心，而且拓宽了手术的适应证。

患者的良好配合是白内障手术顺利进行的重要条件。患者应在术前了解麻醉的安全性及有效性，消除恐惧心理，保持良好的心态及良好的固视，积极配合手术医生使手术顺利完成。

八、糖尿病患者手术注意事项有哪些？

首先，在围术期一定要尽可能地控制血糖，使血糖保持平稳。在日常的临床工作中发现，许多糖尿病患者对糖尿病及药物治疗存在很大的误区，许多糖尿病患者没有注意控制自己的血糖，认为只要服用降糖药或注射胰岛素就可以了，没有定期监测血糖，甚至有些患者在使用了一段时间的降糖药后，发现自己的血糖得到控制，就盲目地认为糖尿病已经好了，不再需要使用降糖药物，从而自行停药。我们在做白内障手术前会常规地采集患者静脉血测量空腹血糖。测量的结果显示很多患者的血糖控制得不是十分理想。对这些血糖控制不好的糖尿病患者，应尽可能地把血糖控制在正常水平或者接近正常水平并保持平稳。因为糖尿病患者白内障手术治疗，发生感染的概率比正常人群要高，控制血糖无疑会降低感染发生的概率，提高手术的安全性。另外，糖尿病患者的切口愈合时间会比正常人群要明显延迟，控制血糖会促进手术切口的愈合，也可降低切口感染的概率；再者，糖尿病患者，白内障术后眼内的炎症反应也会加重，持续时间也会更长，血糖控制得好，能减轻术后的炎症反应，并促进患者恢复速度；其次，在围术期应增加局部点用抗生素眼药水的时间和次数，尽可能降低术后眼内感染的发生概率。术前全身或局部有感染病灶的患者，应尽可能先控制感染灶后再考虑手术。另外，糖尿病患者瞳孔不容易散大，白内障手术要求术前尽可能地散大瞳孔，提高手术安全性。手术前应增加对糖尿病患者点用散瞳药的次数。

九、高血压患者手术注意事项有哪些？

老年性白内障是目前白内障最常见的一种，很多白内障的老年患者并不仅仅只有白内障一种疾病，还伴有其他疾病，高血压是最常见的。高血压患者也常常伴有其他部位的血管异常情况。白内障手术虽然是局部手术，手术时间也很短，但毕竟是一种刺激，可能导致患者血压进一步升高，不仅引起眼部出血情况，严重者会产生全身的并发症，甚至危及生命。

医生建议首先控制好血压，尽可能把血压控制在正常水平或者接近正常的水平并保持平稳。必要时请内科医生会诊，调整用药。并做全身的详细检查，排除其他可能存在的全身异常情况。术前患者应该了解白内障手术的大致经过，减轻焦虑及恐惧心理。尽可能选择折叠晶体和白内障超声乳化手术方式，这种手术方式具有手术时间短、眼部损伤小、术后恢复快等优点，比较适合伴有高血压的白内障患者。手术后患者应该静卧休息，避免情绪上的波动导致血压升高。继续应用降压药物把血压控制在合理的范围内。术后宜进食低盐、低脂等易消化、营养丰富的食物，禁食煎炸、辛辣等刺激性食物，多进食新鲜水果、蔬菜，忌烟、酒，保持大便通畅。

十、伴有心脑血管疾病患者手术注意事项有哪些？

1. 手术时机的选择

心血管病患者的老年白内障手术是带有一定危险性的。因为，尽管白内障手术属于局部手术，对全身的直接创伤较小，但患有心血管病的老年人，对手术的耐受性、适应性均较正常人群差，加之对手术的不了解产生的恐惧、用药反应以及手术操作刺激等，均可诱发严重的全身并发症甚至危及生命。因此，对这类白内障患者的手术治疗，应在术前进行相应的全面的内科检查，并及时治疗心血管病，选择病情相对稳定的时机手术，必要时延期手术，避免危险的发生。患者也要在术前充分了解手术经过，做到心中有数，避免不必要的紧张情绪。

2. 术前及术中应注意的问题

（1）术前准备要充分：心电图提示有严重心血管病者，手术危险性大，易在术中诱发心源性休克。术前除请心内科医生协助诊治控制病情外，手术者必须对患者的心血管情况充分了解，同时做好术中急救准备。对手术恐惧、精神紧张的患者适当给予镇静剂。对有心肌梗死的患者，术前间断给吸氧。患者术前的心血管及情绪要处于良好状态，这对保证手术安全及疗效十分重要。

（2）手术操作要轻捷：白内障手术中，当压迫或牵拉眼球以及缝合所致疼痛均可引起不同程度的眼心反射而致心率减慢。老年人迷走神经兴奋性增加，更易发生心动过缓，甚至心搏骤停，应值得注意。因此，手术操作要轻快，尽量减少牵拉和压迫眼球的动作，并密切注意心血管变化，以避免发生手术意外。

十一、术后视力一定会提高吗?

这是白内障患者在术前最想知道的答案之一。

并不是说所有的白内障患者在手术以后视力都能恢复得很好。眼科医生经常把眼睛比作一个照相机,把晶状体比作镜头,眼底比作底片,白内障手术能解决的问题只是一个镜头的问题。如果这个患者的眼底本身已经不好了,也就是照相机的底片不好了,那么手术以后的效果就不太理想。所以在手术前也不会承诺患者手术后视力会恢复到多少,只会说能解决白内障影响的那一部分视力。

手术前应做眼部的详细检查,确定有没有其他眼部疾病,判断这些眼病会不会影响到术后患者视力的恢复。这一点对评估术后视力的恢复是非常必要的。

影响白内障术后视力恢复的情况有很多种,可以总结归纳为两方面的原因:

1.眼底情况

如果眼底有其他一些疾病如眼底出血、黄斑病变等,都能影响白内障术后视力的恢复;

2.术后屈光状态

角膜基质的混浊可影响术后视力,这种视力的影响是不能够改变和治疗的。远视、近视、散光等屈光不正也可以影响术后裸眼的视力,如果眼底没有异常情况,这些视力的影响是可以通过眼光配镜来矫正提高的。以上这些情况医生都会在术前和患者详细沟通,取得患者的理解。

(邸 新 张 斌)

第八章
术后护理和保健

一、手术刚刚结束时要注意什么?

手术刚刚结束时术眼是敷料包扎状态,切口会稍有些磨痛,这是正常的反应。需要注意的是,不能用手揉术眼和频繁眨眼,患者和家属还要注意观察术眼有无其他不适,如果有眼胀、头痛及恶心,家属一定及时通知医护人员。

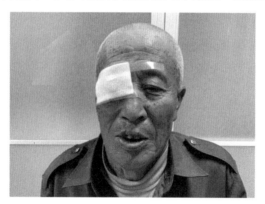

二、术后要平躺多长时间?

从手术室出来尽量平躺休息,因为手术结束时瞳孔是处于散大状态的,人工晶体很容易偏位,一定平躺一段时间使人工晶体稳定。如果是即日手术者(不住院，做完手术在手术室、病房休息一段时间即可离院），在即日病床平躺1小时左右，医生会检查眼睛，无异常即可离院。如果是住院患者，手术后由家属和护士搀扶回病床平躺，一般1个小时左右可以慢慢地坐起，可以下床散步，做轻微活动，注意不要使劲低头，1～2小时之后医生会检查眼睛。

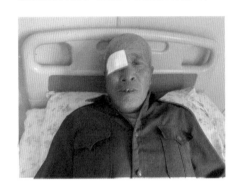
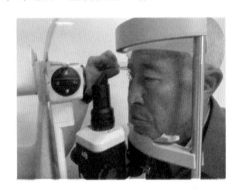

三、术后1～2小时医生会检查什么？

医生会拿掉纱布，给术眼局部消毒，这时患者轻闭双眼，避免消毒液进入术眼结膜囊内，消毒液会有些刺激。接下来让患者睁开双眼，患者可能会觉得光线刺眼，因为原来混浊的晶状体刚换成透明的人工晶体，光线会进入眼内，刺眼的这种现象可逐渐适应。医生会粗略地检查视力、轻压眼球指测眼压、会做裂隙灯检查，看角膜有无严重的水肿，前房内有无出血，人工晶体位置是否正常。之后患者回病房可以平躺、可以轻微活动。

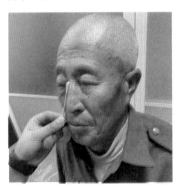
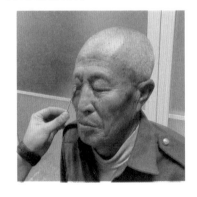

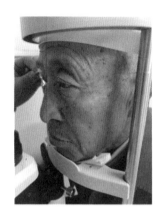 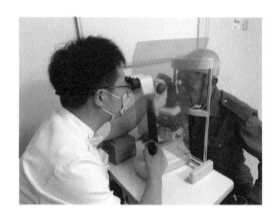

四、术后第 2 天，眼睛还有些磨、流泪，怎么办？

术后第 2 天，手术的切口还没有完全愈合，有的患者感到术眼轻微磨痛、流泪均属正常现象，如果合并头痛、恶心和眼睛胀痛等症状，要及时报告医务人员。

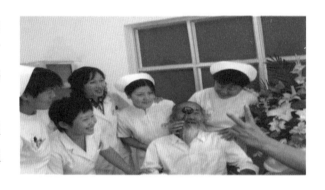

五、手术后多久开始点眼药水？

如果术后医生检查眼睛没有特殊情况，一般手术后 2 小时左右护士就会给点眼药水。

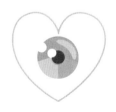 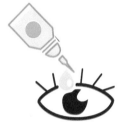

六、术后眼药水都点什么？点几次？

术后眼药水一般是：抗生素滴眼液，如左氧氟沙星、妥布霉素或加替沙星眼药水，每日 6 次；激素滴眼液，如醋酸泼尼松龙或氟美龙，每日 6 次；非甾体类滴眼液，如普拉洛芬或双氯芬酸钠，每日 4 次；眼药膏，如左氧氟沙星或妥布霉素地塞米松眼膏，每日睡前用一次；营养角膜滴眼液，如重组牛碱性成纤维细胞生长因子或重组人表皮细胞生长因子等，不是必须，根据术后角膜检查情况决定是否加用；缓解眼干滴眼液，如玻璃酸钠、聚乙二醇或羧甲基纤维素钠，不是必须，根据术前的检查是否有干眼症和患者的干眼情况决定是否加用，每日 4 次；其他滴眼液根据情况应用。

七、术后眼药水点多长时间？

正常恢复情况下点眼药水时间：抗生素滴眼液一般用 2～3 周、激素滴眼液一般用 2～3 周、非甾体滴眼液一般用 4～6 周、营养角膜滴眼液术后短期内应用、眼药膏一般用 2 周、缓解眼干滴眼液可以用 2～3 个月或长期应用，其他滴眼液根据情况应用。

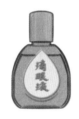

八、术后眼药水要减量吗？

正常恢复情况下点眼药水减量方法：
抗生素滴眼液日 6 次 1 周，日 4 次 1 周，日 3 次 1 周（用完 1 支后停用）；
激素滴眼液日 6 次 3 天，日 4 次 1 周，日 3 次 1 周（用完 1 支后停用）；

非甾体滴眼液日4次2周，日3次2周，日2次2周（用完2支后停用）；眼药膏一般用1～2周即可停用，其他滴眼液根据情况应用。

九、如何正确点眼药水？

1. 点眼药水前应注意卫生，要先洗净双手（用肥皂或香皂），用干净毛巾擦干或自然晾干。洗手方法见问题十一。

2. 点药时勿用力挤眼、揉眼及压迫眼球。

3. 悬浊液如氟米龙、醋酸泼尼松龙等滴眼液用前需摇匀，营养角膜滴眼液需低温（2～8℃）冷藏。

4. 如果点多种眼药水，每种眼药水需间隔5～10分钟。

5. 眼药水开封后应在瓶上标注开封日期（大多数抗生素眼药水开封后可使用一个月，少数眼药水开封后只能用1～2周，比如营养角膜滴眼液等，所以必须注意眼药水的保质期）。

6. 打开眼药水后瓶盖应向上放置，点药水时切勿将瓶口触及患者的眼睑或睫毛，以防感染。

7. 家属帮助点眼药水：患者取仰卧位或坐位，头稍后仰，双眼向上注视，家属用左拇指和食指将上下眼睑轻轻分开，右手持药瓶，距离眼睛1.5～2 cm将药水滴入下穹窿部1～2滴，然后轻轻闭眼2～3分钟。切勿将眼药水直接滴在角膜上，因为角膜上神经丰富，眼药水刺激可使患者突然闭眼，发生挤压眼球或切口裂开等。

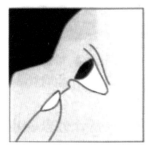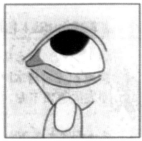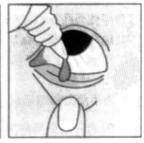

8. 患者自己点眼药水：最好卧位，左手握拳，隐藏拇指，用左手食指根部将下眼睑拉开，将右手小指贴紧左手小指根部，保持眼药水瓶的高度，将眼药水滴入下穹窿部 1 ~ 2 滴，切勿将眼药水直接滴在角膜上。

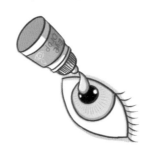

十、术后眼药水可以自己点吗？

可以，但是手术后是一种特殊应激反应时期，如果条件允许，最好由家属帮助点眼药水，以使眼药水发挥最大作用，避免发生术后感染。

十一、正规的洗手方法是什么样的？

七步洗手法，清除手部污物和细菌，预防接触感染。

①内：洗手掌。流水湿润双手，涂抹洗手液（或肥皂），掌心相对，手指并拢相互揉搓。

②外：洗背侧指缝。手心对手背沿指缝相互揉搓，双手交换进行。

③夹：洗掌侧指缝。掌心相对，双手交叉沿指缝相互揉搓。

④弓：洗指背。弯曲各手指关节，半握拳把指背放在另一手掌心旋转揉搓，双手交换进行。

⑤大：洗拇指。一手握另一手大拇指旋转揉搓，双手交换进行。

⑥立：洗指尖。弯曲各手指关节，把指类合拢在另一手掌心旋转揉搓，双手交换进行。

⑦腕：洗手腕、手臂。揉搓手腕、手臂，双手交换进行。

注意事项：环境要求宽敞明亮、有非接触式自来水龙头和齐腰高的水槽。洗手前准备：手部无伤口，剪平指甲；收好袖口，备好洗手液（或肥皂）、干燥的无菌擦手巾。特别要注意彻底清洗戴戒指、手表和其他装饰品的部位，（有条件的也应清洗戒指、手表等饰品），应先摘下手上的饰物再彻底清洁，因为手上戴了戒指，会使局部形成一个藏污纳垢的"特区"，稍不注意就会使细菌"漏网"。

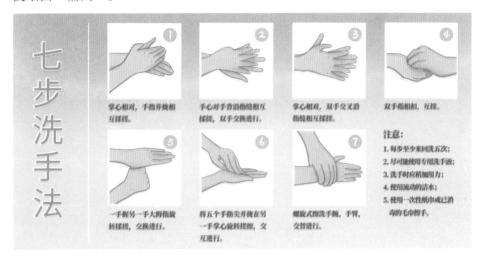

十二、术后口服药吃什么？

口服药不是必须用的。抵抗力下降的人群（有风湿、糖尿病、肾病，体质较弱等人群）需要用，也可根据医生的医嘱口服抗生素和止血药，一般用 3～5 天即可。

十三、术后眼干，为什么？

白内障术后眼干的主要原因：

①表面麻醉剂引起角膜上皮点状脱落和泪膜稳定性下降；

②术中角膜上皮的机械性损伤，术后炎症反应，组织水肿，创口愈合及手术切口局部隆起均影响泪膜黏液层对眼表面上皮的黏附功能，使泪膜稳定性下降；

③透明角膜切口造成切口周围神经纤维中乙酰胆碱和胆碱酯酶的运输障碍，使局部角膜知觉减退；

④患者在术后早期频繁滴用含防腐剂的滴眼液使防腐剂存留于结膜囊内，对角膜上皮细胞产生持续的毒性作用，使细胞的渗透性发生改变，从而影响泪膜功能；

⑤超声乳化白内障吸出术后应用糖皮质激素滴眼液会促进脂肪和蛋白质分解，对泪膜稳定性产生一定破坏，导致泪膜破裂时间缩短，泪液分泌量下降。

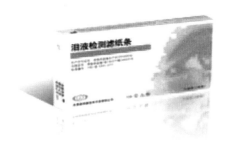

十四、术后如何缓解眼干？

缓解眼干最重要的是术前预防。如果术前存在眼干，要告知医生，医生会给您做干眼的检查，点用缓解眼干的无防腐剂滴眼液，又称人工泪液，如玻璃酸钠、羧甲基纤维素钠等，最好用 1～2 周，术后继续应用；术后出现的眼干，一般需用缓解眼干的人工泪液 2～3 个月，也可以长期应用。

十五、术后眼干多久能恢复？

研究资料显示白内障术后有干眼症症状的患者超过 30%，但绝大多数人在术后一段时间后（一般 2～3 个月）即可恢复，即使是对术前已有一定程度的干眼症患者来说，超声乳化术仍是一种相对安全的手术，一般都不会引起反复的重症干眼症。

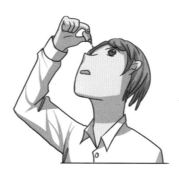

十六、术后多久可以开始活动？

术后静卧 1 小时可恢复室内一般起居活动。

十七、术后活动都需要注意什么？

术后 1 小时可以室内活动，活动时最好有家属陪伴，在室内和走廊活动时应放慢速度，扶墙靠边行走；清除活动空间的障碍物，防止地面积水而滑倒、摔倒。

十八、术后如何运动？强度有要求吗？

白内障术后不应进行激烈的运动，需要参加舒缓的运动，既可消除疲劳，又可促进血液循环，但是要保证不要过度疲劳，量力而行。

十九、术后选择什么样的运动?

术后一周内禁止活动量较大的任何体育活动,可进行慢走等步行活动。

二十、术后运动环境有要求吗?

要有良好的环境,室外空气较好时可以选择室外散步,呼吸新鲜空气有利于健康。

二十一、术后可以看电视吗?

看电视时间不要太久,以眼睛不疲劳、不干燥为准。

二十二、术后生活起居要注意的其他事项有哪些?

术后可做下列事情:看电视时间不要太久,多举目远眺;多吃蔬菜、水果、多喝开水;洗发请家属帮助,平躺并用干净毛巾遮挡术眼,若眼睛被水溅湿,请马上点眼药水;可做一些不费力的家事,如浇花、摺衣服等。

二十三、术后什么动作不能做?

未经医师许可前,请尽量避免眼内压增高的动作,以免影响伤口:勿抱小孩或提重物等粗重工作;勿弯腰捡东西或自己洗头;勿用手或手帕用力揉眼睛;勿压迫术眼,尤其睡觉时;勿吃硬的东西,如瓜子、蚕豆等;避免咳嗽、便秘，有咳嗽或呕吐者，应口服镇咳或止吐药；勿用力憋气及剧烈活动。

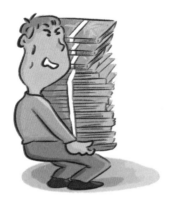 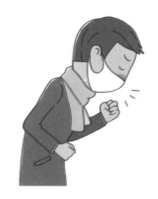

二十四、术后多久可以工作?

室内工作最好在手术后1周进行，不要过度使用电子产品。术后2～3个月在医生允许下，可恢复正常体力活动。

二十五、术后多久可以旅行?

短途旅行要在手术后1周进行，长途旅行前请向医生请示。

二十六、术后能做饭、做菜吗?

术后1个月内尽量不要做饭、做菜，要好好休养。

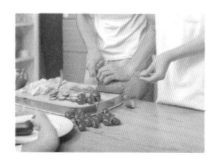

二十七、术后什么时候可以刷牙？

术后 1 天可以刷牙，建议用普通牙刷，避免使用电动牙刷。

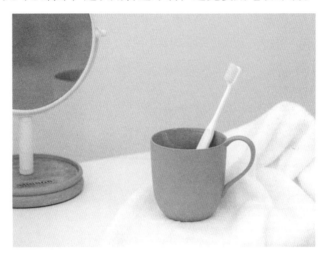

二十八、术后什么时候可以洗脸？

术后可用湿毛巾擦脸，避免术眼进水；半个月后经医生检查没有眼内炎症，可流水洗脸。

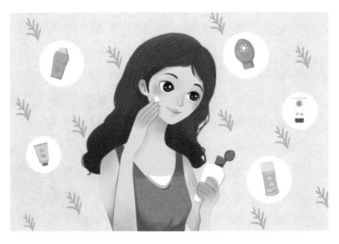

二十九、洗脸时要注意什么？

保护手术眼，不要揉眼，勿用力擦洗以免引起出血或伤口裂开，尽量不要让脏水入眼，避免感染，如果水已入眼，立即擦干，并点抗生素滴眼液1滴，观察有无严重的充血、刺痛，如果有立即到医院就诊。

三十、术后多久可以剪发、染发、烫发？

原则上术后1个月可以进行。

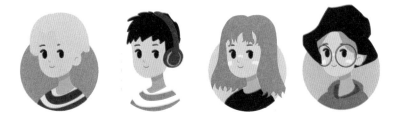

三十一、术后能吸烟、饮酒吗？

未经医生许可，不许吸烟、饮酒。

三十二、吸烟对眼睛的危害有哪些？

吸烟对健康的危害往往使人想到呼吸系统疾病，如支气管炎、肺癌等，吸烟还会引起许多眼病，导致视力下降。烟草中主要的有害物质是醛类、氮化物、烯烃类；尼古丁类；胺类、氰化物和重金属；苯丙芘、砷、镉、甲基肼、氨基酚、其他放射性物质；酚类化合物和甲醛等。这些有害物质会损害眼组织，引起许多眼病，如弱视、白内障、黄斑变性、视网膜中央血管栓塞、青光眼、慢性结膜炎等。

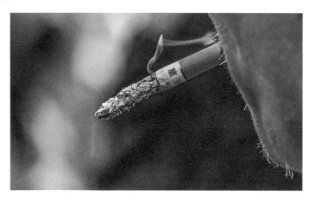

三十三、饮酒对眼睛的危害有哪些？

酒中的酒精极易刺激视神经，使视神经的传导功能降低，灵敏度下降，视网膜受了酒精的刺激，发生充血和水肿，往往造成视物变形。另外，喝酒过多易阻碍身体对各种维生素的吸收利用，加大维生素的消耗和排泄。维生素 A 是视网膜时刻需要的营养物质，维生素 A 缺乏了，视力便会明显下降。有些人对酒精很敏感，虽然喝酒不多，也会发生不良反应，尤其是患有结膜炎、沙眼、虹膜炎、角膜炎、近视、斜视的人喝酒，常会使病情加重。

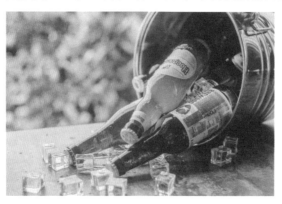

三十四、术后多久能恢复视力？

术后 2 小时左右能恢复一定的视力，完全恢复视力需要一段时间，所以请不要有太大的心理压力。很多患者术后的视力在 3 个月后才恢复得最好。

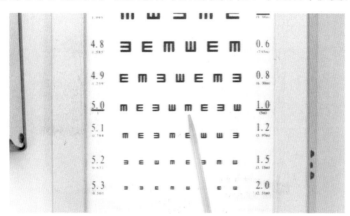

三十五、术后影响视力恢复的因素有哪些？

1. 术前眼部情况

患者眼部本身情况，比如泪膜功能是否良好、角膜透明性如何、是否合并角膜散光、虹膜是否缺损及缺损范围、玻璃体透明程度、视网膜与视神经健康状况。白内障好比照相机镜头，置换了相机镜头，但相机镜头前保护镜是否透明、胶片成像质量是否良好、相机电源是否充足，这些情况都会影响照相效果。

2. 术中术后并发症

白内障术中、术后是否发生意外及并发症，是暂时的还是永久的。好比相机镜头前保护镜污染了还是胶片质量欠佳、电量不足。

3. 人工晶体度数适合

白内障术前计算的人工晶体的度数与实际需求是否一致。好比相机镜头选择有误，成像效果也不一样。

所以，术后视力取决于术前检查的充分，术中操作仔细、技术熟练。

三十六、术后要戴保护镜吗？

术后需要注意慢性光损伤，特别是部分患者安装的晶体不具有防蓝光功能，要用电脑长时间工作，建议配戴防蓝光眼镜（如睿特保等），减少蓝光对视网膜的慢性光损伤。

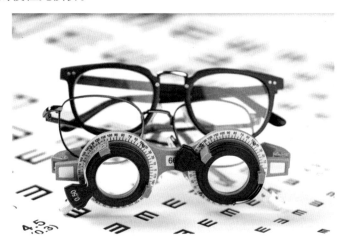

三十七、术后会散光吗？

虽然白内障的手术技术已相对成熟，但手术毕竟会有切口，术后会出现散光。原因：

①切口的大小

过大的切口，可能会导致手术后较严重的角膜散光。

②手术切口的位置

可位于角膜上，也可位于角巩膜缘上，或位于巩膜上，临床研究发现，切口位置的不同，可明显地影响手术后散光，特别是手术后角膜散光。

③切口的方位影响术后的散光

术前应进行详细的角膜地形图检查，在曲率较大的轴位垂直方向做切口，可有效地减少散光。

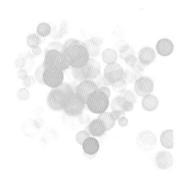

三十八、术后要戴有度数的眼镜吗?

术后3个月左右应到医院验光检查，大多数患者看远不需要戴眼镜；个别患者，尤其是术前较大散光者，可验光配镜，调节屈光不正。目前还有一种人工晶体是矫正角膜大散光的，术前如果存在较大散光的人群，可以考虑安装这种人工晶体，以减轻甚至完全消除术后散光，提高术后视觉质量。大多数人看近处需要戴近用眼镜，因为白内障手术不能改变人眼的老花（需要在正规医院验光）。

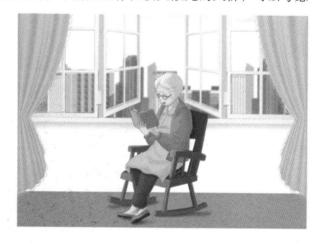

三十九、术后视力又下降了，是怎么回事？

术后早期出现这种情况，大多数是炎症反应，可能还伴有眼红、眼痛，需要及时到医院检查。如果是炎症引起，需要结膜下注射或更换滴眼液，必要时还需散瞳。术后很长一段时间后出现视力又下降，大多数情况是发生了后发障，或有糖尿病和高血压、脑血栓的可能眼底出血，这种情况也需要及时到医院检查。后发障经 YAG 激光后囊打孔或做后囊切除手术就可恢复术后视力。眼底出血，需要详细眼底检查，包括眼底照相、眼底血管造影、OCT（眼光学相干断层扫描），必要时需要用口服药或者眼底激光治疗，严重时还需要做玻璃体切除手术来恢复视力。

四十、术后为什么视物双影？

少数患者由于术前健眼视力好，患眼出现失用性斜视，这些人术后初期可能出现双眼视力不均、视物双影等现象，恢复一段时间后复视会缓解或消失。

四十一、术后心理护理要注意什么？

白内障患者大多年龄偏大，心理承受力和理解力较差、情绪不稳定、极度紧张，可诱发心、脑血管意外等全身疾病。患者应保持心情开朗，正确对待日常生活中的各种刺激。

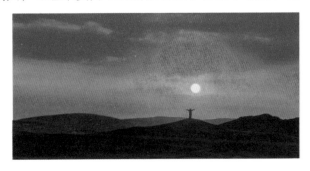

四十二、术后怎么保护眼睛？

注意保护手术眼，不要做摇头的动作，也不要过度低头、不要揉眼、不要用力挤眼，要防止碰撞，洗脸时勿用力擦洗，避免咳嗽、便秘，不可用力憋气或打喷嚏，看电视、读书以眼睛不疲劳为准。

四十三、老年人术后要注意什么？

老年人胃肠蠕动减慢，容易引起便秘，因此术后需吃易消化的食物及新鲜蔬菜、水果，如果术后有便秘，应用些缓泻药，如开塞露等，以防排便时用力过猛，使眼睛局部伤口出血和伤口裂开。

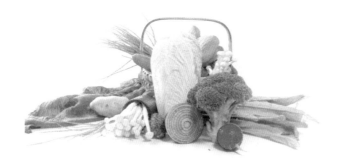

四十四、糖尿病患者术后要注意什么？

糖尿病患者术后仍要很好地控制血糖，才能保证和巩固白内障术后效果。

几点注意事项：

1. 控制血糖

糖尿病患者在白内障术后应继续控制和监测血糖，除保证手术安全外，从长期的角度而言，控制血糖无疑有利于保护患者的眼底，避免糖尿病所致眼底病变的发生和发展，巩固手术后的视力。

2．应用滴眼液

糖尿病患者在术后的炎症反应通常会比正常人群偏重，术后各种反应持续的时间也会较长。因此，建议术后局部应用滴眼液的频次应该更高，时间也应该适当延长。

3．应用抗生素

建议术后口服抗生素至少3天的时间。

4．定时复查

术后早期，一定要按照医生要求定期复查，即使在完全恢复后也建议三个月到半年复查一次。

术后1～2周，应详细检查眼底，必要时进行眼底荧光血管造影，发现糖尿病视网膜病变，应及时治疗。

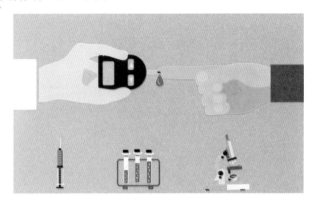

四十五、高血压患者术后要注意什么？

需要注意的问题：

①按平时习惯口服降血压药物；

②多做缓慢运动；

③要多吃控制血压的蔬菜，如荠菜、芹菜等；

④定期到眼科复查，包括眼前段有无炎症和眼底有无高血压的表现。

四十六、脑血栓患者术后要注意什么？

脑血栓的患者术后要注意：适量与平衡的饮食原则，安排好一日三餐，适当选用对脑血栓预防效果很好的食物：如大蒜、洋葱、番茄、芹菜、海带、紫菜、黑木耳、银耳、桃仁、山楂、香瓜、木瓜、草莓、柠檬、葡萄、菠萝、鲑鱼、鲭鱼、沙丁鱼等，对降低血黏度、减少血液中不正常凝块都有较好的防治作用。

脑梗死会影响视力造成视力模糊，要定期检查视力和眼底。有些是在脑梗死发生的前期就出现视力模糊，也有的是病情控制得不好，新的血栓形成，影响视神经。

眼部是否需要用药，要根据患者身体情况和病情决定，一般情况，当脑梗死病情稳定和缓解后，视力也会得到相应的恢复，但预后一般不是特别理想。

四十七、术后要控制其他全身疾病吗？

当然需要。眼睛是全身器官的一部分，是"心灵的窗户"。有心脏病、肾病、其他全身疾病者术后要继续治疗全身疾病，控制症状，防止眼部并发症的发生。

四十八、无法自行运动的老年人白内障术后如何保健？

除正常的眼部和全身护理外，要保持良好的心理状态；家属经常为老人做身体按摩；术后多吃香蕉等水果，保持大便通畅，切勿突然用力。

四十九、老年人有其他的注意事项吗？

应适当补充营养，增强体质，预防感冒、上呼吸道炎症等疾病。

五十、术后要复诊吗？

复诊是必需的，一定要按医嘱定期复诊。

复诊时间：术后1天、3天、1周、2周、1个月、2个月、3个月，手术眼如出现刺痛、充血、流泪、分泌物增多、视力下降或异物感等异常症状，应及时到医院检查。

五十一、术后应如何饮食？

注意营养摄入要均衡。多食粗纤维蔬菜、水果等容易消化的食物，防止便秘，少食鱼、虾等腥辣刺激性食物。勿进食需费力咀嚼的食物，如蚕豆、甘蔗等。糖尿病、高血压患者饮食按医嘱。

饮食以流质或半流质为主，但也要保证一定的营养，建议吃一些如瘦猪肉粥、鱼肉粥等。饮食宜含丰富的蛋白质、钙、微量元素，多食含维生素A、维生素B、维生素C、维生素D、维生素E的食物。

维生素E具有强抗氧化性，能减少氧自由基对细胞重要成分的损伤，还能减少和防止脂褐质的产生与沉积，从而保护细胞膜磷脂成分中不饱和脂肪酸，对稳定生物膜的结构、保持膜结合酶的活力和受体有良好作用。维生素E还能使生物膜发挥正常的生理功能，并能推迟细胞的衰老。含维生素E的食品有：花生米、芝麻、莴苣、黄花菜、瘦肉、乳类、蛋类和深海鱼类等。

平时多食鱼类，能保持正常的视力。还要多食对眼睛有益的元素，如叶黄素和玉米黄质，这两种元素具有很强的抗氧化剂作用，可吸收进入眼球内的有害光线，并凭借强大的抗氧化性能，预防眼睛的老化，延缓视力减退，达到最佳的晶体保护效果。因此，白内障手术后患者要多吃绿叶蔬菜（菠菜、甘蓝和芥菜等）、南瓜、绿色的豆类（豌豆）和椰菜等富含叶黄素和玉米黄质的食品。一般白内障患者在术后1个月不要吃辛辣食物，如生姜、大蒜、洋葱、辣椒等刺激性食物，这些食物会影响患者术眼的伤口愈合。有些老年人很喜欢吃有味的食物，钠元素存在于食盐中，吃多了会恶化病情，因此老年性白内障患者还是吃清淡食物为好。

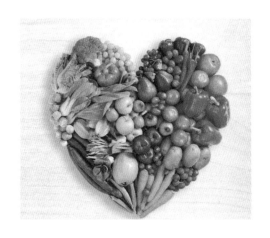

五十二、术后喝水量受控制吗？

水是生命之源，不需要控制喝水量，但一些全身或眼部疾病如果有要求，就要适量控制。

五十三、先天性白内障术后注意什么？

先天性白内障手术并不是一了百了，白内障手术只是一个系统治疗的开始。家长要经常带孩子到医院检查视力、眼压、眼底，观察有无斜视、弱视的情况，做到及早发现、及早治疗。还要观察有无后发障，先天性白内障术后出现后发障的概率较高，如果检查发现后囊膜混浊，可以进行 Nd : YAG 激光切开，或者做前部玻切手术切开后囊膜。

五十四、家长如何照顾先天性白内障术后患儿?

因为患儿可能会哭闹，家长要注意稳定患儿的情绪，避免患儿手揉术眼，患儿睡觉时可以戴眼罩保护术眼，给患儿点眼药水时注意眼药水瓶的高度，避免哭闹意外伤害术眼角膜，还要定期带孩子到医院复诊。

五十五、先天性白内障手术后视力会提高吗?

婴幼儿在出生后 6 个月内是视觉发育的关键时期，出生后 2 ~ 3 个月固视反射形成，立体视觉及色觉分别在出生后的 3 ~ 4 个月形成，出生后 6 个月视力迅速提高。这个阶段发生白内障，不仅会造成视力损害，也会破坏双眼视功能及色觉的发育。为了恢复视力，获得完善的视功能，对单眼遮挡视轴明显的白内障患儿应在出生后 2 个月内手术，否则会发生形觉剥夺性弱视。

双眼白内障已明显影响视力者亦尽早手术。而且，为缩短单眼因白内障受抑制的时间，两眼手术间隔时间尽量安排得近一些，一般在第一眼手术后 1 周术眼无明显手术反应，即可行第二眼的白内障手术。所以，小儿患白内障眼的视力恢复预后，在很大程度上取决于手术时机的选择、手术方式、术后无晶状体眼的屈光矫正和术后弱视治疗等。

五十六、先天性白内障术后要治疗弱视吗?

儿童白内障的患儿，术后应在医生指导下积极治疗弱视，定期验光配镜（尤其是Ⅰ期未植入 IOL 的患儿），错过弱视最佳治疗时机，会造成永久性视力不佳，遗憾终生。

五十七、外伤性白内障术后注意什么？

外伤性白内障手术本身是比较复杂的，摘除白内障后，可能不会同期植入人工晶体，这时视力不好，呈高度远视状态，活动时家属要搀扶，避免再次外伤，点眼药水要有家属帮助，还要定期到医院检查。外伤带来的损害往往不只是白内障，可能会有角膜内皮缺损、虹膜广泛粘连或缺损、房角粘连、玻璃体混浊或积血、眼底损伤等，所以要定期检查视力、眼压、眼内有无炎症反应、眼底损伤，还要观察有无后发障，外伤性白内障术后出现后发障的概率较高，如果检查发现后囊膜混浊，可以进行 Nd：YAG 激光切开，或者做前部玻切手术切开后囊膜。

参考文献

赵堪兴，杨培增.眼科学.8版.北京：人民卫生出版社，2013，154-159.

（杜丽玲　刘瑞菊）

第九章

后发障

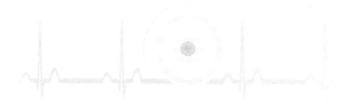

一、什么是后发障？

后发障的全称是后发性白内障，又称后囊膜混浊。是白内障手术后或晶状体外伤后，后囊膜形成混浊造成的。是白内障术后最常见的并发症，成人术后发生率为 30%～50%，儿童为 100%。虽然后发障发生率较高，但是目前仍有很多方法可预防及治疗后发障，有些治疗方法仅需要一分钟。

二、后发障是怎么形成的？

组织病理学已证实残留的前囊膜或赤道部晶状体上皮细胞增生、向后囊膜移行并化生是后发障的主要原因。多种生长因子、细胞外基质以及细胞凋亡是目前已知的主要分子生物学机制。此外，手术方式、人工晶体的设计和手术后的炎症反应等也是后发障发生的影响因素。常见的后发障与白内障手术有相关性，白内障有一个完整封闭的囊袋，想要祛除白内障需要将这个囊袋打开一个孔洞，利用超声乳化将中央的白内障吸除，保留剩余的囊袋，以便将人工晶体放置在保留的囊袋内。为了保证人工晶体能够安全有效地放置在眼睛里，保留的囊袋需要有一部分前囊膜和尽可能完整的后囊膜。保留的囊膜上的一些细胞会增生，形成混浊，这样就形成了后发障。儿童细胞增生能力强，因而后发障发生概率高。

三、哪些人会得后发障？

成人白内障术后发生后发障概率为 30% ~ 50%，儿童为 100%。儿童细胞增生能力强，因而后发障发生概率高。因此，年龄越小发生后发障的概率越大。当然，这些都只是统计数字，实际发生因人而异。临床经常见到 40 ~ 50 岁的中年人做完白内障手术后十几年也没有后发障，视力保持非常好。这是一个非常简单的问题，没有必要过于担心。

四、怎么知道自己是否得了后发障？

做完白内障手术的人，自己判断是不是得了后发障最直接的办法是：

当年做完白内障手术视力非常好，随着时间推移，视力逐渐下降了，眼睛也不疼、不红、不难受，与得白内障的感觉类似，不知不觉中视力下降，这种感觉可能是得了后发障。当然这种判断方法只是术后患者的初步评估，并不是确诊，最终确定还要到医院，由医生检查。

自我评估的方法是大多数得了后发障的人的主观感觉。当然，反过来讲，有这种感觉的人就一定是得了后发障，这种说法是不正确的。如果出现上述症状需要本人到医院做详细检查。

五、后发障有哪些临床表现？

后发障是逐渐发展的一种疾病，患者没有明显感觉，只是随着时间日积月累，视力逐渐下降，眼睛也不疼、不红、不难受，与得白内障的感觉类似。

后发障的诊断是相对简单明确的。在裂隙灯下可见白内障手术必须保留的晶状体后囊膜，出现厚薄不均的机化组织和 Elschnig 珠样小体。视力受影响的程度与晶状体后囊膜混浊程度和厚度有关。晶状体后囊膜越厚、混浊程度越重，影响视力越多，视力越差；相反，后囊膜越薄、混浊程度越轻，对视力影响越小，视力越好。后囊膜的混浊程度和厚度决定了治疗后发障的方案和效果。

六、通过什么检查能知道是否得了后发障？

后发障的检查相对简单，眼科医生使用裂隙灯检查很容易确诊。后发障程度不同，治疗方案也会有区别。另外，不是所有后发障都需要治疗。有些程度轻、没影响到瞳孔区的后囊膜可暂不治疗。并且后囊膜的厚度及混浊程度可选择激光治疗或 / 和手术治疗。因此，后发障需要到医院检查，由医生判断是否需要治疗。

七、后发障能治疗吗？

绝大多数后发障是可以治疗的，多数情况后发障的治疗简单有效。后发障的治疗方法分激光治疗和手术治疗两种。目前尚没有治疗后发障的药物。当后发障影响视力，并且瞳孔区后囊膜混浊程度不是特别严重、后囊膜不是特别厚，散大瞳孔后可用 Nd ： YAG 激光将瞳孔区的晶状体后囊膜切开。这种激光治疗就像看裂隙灯一样，仅仅点一滴表面麻醉眼药水，在眼前放置一个小镜子，激光治疗就可以完成。如果患者配合良好，这种激光治疗仅需要几分钟，甚至 1 分钟就完成。激光治疗完成后瞳孔区便没有后囊膜遮挡，患者的视力就会提高，并且激光治疗后休息一会，就可以测试出视力提高的一个大概情况，激光治疗后用滴眼液预防炎症、促进吸收就可以了。还有一小部分患者没在意视力下降问题，当发现后发障的时候，后囊膜已经非常厚，激光治疗可能一次不能完成，或激光无法穿透厚重的后囊膜，可通过后囊膜微创切开手术治疗，手术时间也只需要几分钟到十几分钟，这个时间取决于后囊膜的厚度及是否需要联合其他治疗。

即使是手术，恢复也会很快，手术后眼部滴用眼药水，预防炎症反应，并观察眼压变化就可以了。除非眼底或眼睛其他部位影响视力，后发障治疗才没有效果，这些需要到医院检查，由医生做一个大概的评估，道理与做白内障手术前的选择是一样的。大多数患者治疗后发障都能够提高视力，因此，后发障的治疗是简单并行之有效的。

八、什么时候治疗后发障最好？

后发障的治疗分 Nd ： YAG 激光治疗和后囊膜切开手术治疗两种。治疗的时机不同需要选择不同的方法。如果后囊膜较薄，激光能够穿透，首选激光治疗。如果后囊膜混浊太厚重，激光无法穿透，只能选择手术治疗。当然激光治疗风险及方便程度都要优于手术治疗，首选还是激光治疗。不适合激光治疗的，强行选择激光治疗会导致很多并发症，影响恢复。因此，患者应关注自己视力变化，出现视力下降应及时就医，一方面很多问题都是越早解决损伤越小；另一方面越早解决，效果越好。后囊膜混浊的三年以上发生率可高达30%～50%。儿童期白内障术后几乎均发生后发障。因此，白内障术后 2 ～ 3 年应复查一次视力及眼睛情况，由医生判断是否需要进一步治疗。

九、后发障治疗有风险吗？

后发障的两种治疗方案均存在一定的风险，但是，这些风险与做白内障手术相比，是小很多的。接受治疗的人也不必过于担心。普通的后发障治疗风险很小，如果眼睛有特殊情况，医生也会选择风险小的方法来治疗后发障。激光治疗和手术治疗两种方案风险也不同。激光治疗风险小，就像接受裂隙灯检查一样，患者坐在机器前；激光一旦对准患者的眼睛和头是需要固定，不能动，尤其是患者要自己固定眼睛，不动。

激光瞄准位置的前后左右都有不同的眼组织结构，激光瞄准后囊膜，激光发射瞬间患者转动眼睛，那么激光会打在其他结构上，造成眼睛其他结构的损伤，这些损伤是激光治疗的最大风险。

因此，患者的配合程度决定治疗的效果及治疗时间，患者配合越好，治疗时间越短，风险越小，损伤越小，效果越好。手术治疗的风险与激光治疗类似，只是手术需要切口，尽管现在的手术都使用微创技术，切口不需要缝合，并且恢复也很快，但是切口愈合的风险还是存在的。这些风险医生可通过技术手段及药物尽量避免。因此，治疗最大的风险是患者的配合程度。

十、后发障能预防吗？

虽然说后发障的发生率是比较高的，但是，目前可通过手术及其他方面的改良降低后发障的发生率。

儿童白内障手术，后发障的发生率几乎是百分之百。有经验的儿童白内障手术医生在做儿童白内障吸除手术时，将后囊膜撕开或切开，保持后囊膜周边大部分完整，能支撑人工晶体，并保证撕开的后囊膜不会因人工晶体的支撑撕裂更大。这种手术手法专业性很强，难度非常大，即使是高年资的、白内障手术做过几千例的医生也有相当的难度，全国能做这样手术的医生也不多。这种方法是目前预防儿童后发障最行之有效的方法，并可避免二次手术带来的风险与痛苦。

另一类是成年人后发障的预防。

首先,成年人白内障的后囊膜和儿童白内障的后囊膜质地、韧性等不同，因此不适合采用儿童白内障的方法。为保证人工晶体能良好地支撑在眼内适合的位置，成人白内障手术须保留一部分前囊膜，眼睛前囊膜下有晶状体上皮细胞，这些细胞是导致后发障的一部分原因。手术中对前囊膜下晶状体细胞的处理——医学术语叫囊膜抛光，囊膜抛光可减少后发障的发生概率。

其次，现代科技的进步，人工晶体的改进，也可降低后发障。有些人工晶体的后凸设计及后表面环曲面设计，可使人工晶体的光学部与后囊膜更好贴合，可有效阻止细胞向中央区增生，降低后发障的发生。

文献报告，有些药物术后应用也有预防和控制后发障的作用。

十一、药物能治疗后发障吗？

有文献报告一些药物有预防和控制后发障的作用，但不能治疗后发障。目前尚没有药物能将已经产生的后发障祛除，道理和白内障类似，也没有药物能将混浊的晶状体细胞变透明。

市面上有些药品广告宣传能够治疗白内障、后发障等，但这些药物多年来都没有被写入眼科疾病临床指南。

目前治疗后发障的方法以激光治疗和手术治疗为首选。

十二、激光治疗后发障对眼睛有伤害吗？

Nd：YAG 激光产生波长为 1064 nm 的红外线，这种光线聚焦范围更小，对准焦点后只对焦点处的组织起作用，对周围组织作用微弱，因此能准确治疗后发障。当激光对准后囊膜的某点，医生判断患者能良好配合，手动发射激光，发射的激光量及位置能由医生很好地控制。因此，只要患者能很好地配合，这种治疗就不会对眼睛有伤害。

十三、后发障手术治疗和激光治疗哪个好？

两种方法适合不同的人群，没有可比性。

后发障已影响视力，瞳孔区后囊膜混浊程度不是特别严重、后囊膜不是特别厚，散大瞳孔后可用 Nd ： YAG 激光将瞳孔区的晶状体后囊膜切开。后囊膜已经非常厚，激光治疗不能一次完成，或激光无法穿透厚重的后囊膜，可选择微创后囊膜切开手术治疗。

临床医生要全面考虑患者的眼部病情及全身状态，决定哪种方法更适合。除后发障混浊程度外，还要考虑患者是否有眼底疾病等，如黄斑牵引、玻璃体变性、人工晶体位置、是否能配合等，综合决定患者更适合哪种方案。个别情况会出现两种治疗方案在同一名患者身上利弊相等，医生会交代需患者和家属自己决定选择治疗方案，这种情况比较少见。

因此，不能单纯比较手术治疗和激光治疗的优劣。

十四、后发障是白内障又得了吗？

白内障会不会复发一直是很多患者担心的问题。有人认为白内障做完了当时视力挺好，过两年就不好了，认为白内障会复发，得了后发障就是白内障复发了。这种说法不完全准确，这句话正确的一小部分是因为得后发障的感觉和得白内障很相似，视力逐渐下降，眼睛也不疼、不红、不难受。但是后发障发生的原因、机制、临床表现及治疗等和白内障不一样。

（徐 彦 单 良）

第十章
术后视觉评估和处理

一、眼睛干涩，是术后常见反应吗?

研究表明约有 30% 的白内障患者术后出现眼干，绝大多数患者在一段时间后即可恢复。那为什么会出现这种症状呢? 主要是由于白内障术后患者的泪膜会发生明显变化。覆盖于眼球前表面的一层薄薄的液体，主要生理作用是润滑眼球表面，防止角膜结膜干燥，保持角膜光学特性，以及冲洗、抵御眼球表面异物和微生物。

这种症状出现有以下几个原因:

1. 术前表面麻醉剂引起角膜上皮损伤和泪膜稳定性下降。

2. 术中角膜上皮的机械性损伤、术后炎症反应、组织水肿、创口愈合及手术切口局部隆起，均影响泪膜对眼表面上皮的黏附功能，使泪膜稳定性下降。

3. 透明角膜切口造成切口周围神经纤维中乙酰胆碱和胆碱酯酶的运输障碍，使局部角膜知觉减退。

4. 患者术后早期频繁滴用含防腐剂的滴眼液，促使防腐剂存留于结膜囊内，对角膜上皮细胞产生持续的毒性作用，使细胞的渗透性发生改变，从而影响泪膜功能。

5. 超声乳化白内障吸出术后应用糖皮质激素滴眼液会促进脂肪和蛋白质分解，破坏泪膜稳定性，导致泪膜破裂时间缩短，泪液分泌量下降。

二、术后眼睛干涩要治疗吗?

白内障术后的干眼症症状多为轻度干眼症(角结膜无损害),所以不用过于担心,但应做好以下两点:

1. 明确诊断后使用不含防腐剂的人工泪液局部滴眼,湿润眼表面,产生黏液性、吸水性溶液覆盖于眼表面,从而延长泪膜破裂时间,改善患者的不适症状。

2. 养成良好的生活习惯,如保持充足的睡眠、多吃富含维生素 A 和维生素 C 类的水果,热敷双眼、多眨眼、减少用眼时间。如眼睛干涩异常严重或眼睛还有其他不适,应及时去医院就诊。正常情况下术后干眼会在一段时间内消除,目前白内障手术还是相对安全的,患者无须担心。

三、为什么术后会视物变形?

正常眼睛看东西,投射在眼底视网膜上的物像是非常平整的,能客观反映出物像的大小与形态。如黄斑区或黄斑附近的视网膜、脉络膜病变,引起视网膜水肿,使视网膜上的视细胞间隔加大变宽,或视网膜粘连,瘢痕性收缩牵引,使视细胞拥挤在一起或重叠等,看东西就会变形,医学上叫视物变形。此外,角膜、晶状体等屈光介质异常时,不能将物体规则地投射在眼底视网膜上时也可引起视物变形。

白内障术后出现视物变形可能是人工晶体位置移位、角膜散光加重或眼底视网膜出现异常几种情况的一种或者几种。如果是术后角膜散光加重,在眼睛恢复一段时间后视物变形可能会减轻,待术后病情稳定后可配镜矫正散光。由于白内障术前患者视力差,且白内障影响眼底的检查,大部分患者术后视力提高,发现视物变形,需进一步检查眼底寻找病因对症治疗。人工晶体移位的情况则需要到医院处理。

如果患者白内障术后出现视物变形,建议马上到医院复诊,需要处理,医生会及时治疗，可自行恢复的也让患者安心。应嘱患者术后注意保护眼睛，尤其是不要揉眼，这能引起人工晶体移位，影响眼睛的恢复。

四、为什么术后会复视？

复视是指在正常视网膜对应的前提下，一个物像落在分开过大的视网膜非对应点上，不能形成双眼单视，将一个物体看成两个。

白内障术后复视有两种情况：一种是单眼复视，有可能是高度散光或人工晶体偏位引起；另一种是双眼复视，大部分是眼肌不协调引起，也有可能是两眼屈光指数相差太大或两眼物相大小不一所致。

单眼复视的患者，需要经医生检查明确病因，对症处理。双眼复视的患者，如术后立即出现，多见于白内障术前已经存在斜视，双眼融合功能障碍，只是由于白内障术前视力差掩盖了早已存在的病变，此类患者如长时间不能通过单眼视觉抑制来消除复视，需要通过配戴三棱镜，必要时通过手术矫正斜视。如果是术后一段时后才出现复视，应考虑为眼肌麻痹所致，需及时就诊。

五、为什么术后会花眼？

花眼，医学上称为老视。

白内障术后会老视有以下两种可能：

①患者白内障术中植入的是单焦点的人工晶体，不具有调节能力，如果患者想视远处清楚，那么看近处就要戴花镜。同理，如果患者想视近处清楚，看远处就要模糊了，不同于年轻时的晶状体可以调节，看远近都清楚。

②患者术中植入的是多焦点或可调节的人工晶体，具有一定的调节能力，但由于调节幅度不能满足我们视不同距离物体的需求，或由于人工晶体的调节能力与年轻时的晶状体调节原理不同，患者需要一定时间的学习和适应，

术后仍然会存在老视。

患者眼花是畏光、视物有虚影等情况，需要去医院复诊，查明原因，对症处理。

六、如何预测术后视觉质量？

白内障手术后视力能否提高？提高到什么程度？这是患者及家属十分关心的问题。那么，能否预测一下手术后的视力情况呢？一般情况下来说是可以的。

白内障是指由于老化、遗传、局部营养障碍、免疫与代谢异常、外伤、中毒、辐射等各种原因，引起的晶状体混浊导致视力障碍。多见于 50 岁以上，随年龄增长而发病率增高，视力进行性减退，不伴有眼睛红痛、外伤、中毒及全身性疾病，这就很可能是患了老年性白内障。这种情况手术后的视力恢复应该是没有问题的，也就是说，单纯性白内障引起的视力下降，眼睛的其他结构都是正常的，手术效果就好；反之，如果白内障同时伴有眼睛红痛或曾经受伤，或有过毒物接触、有全身性疾病如糖尿病，或眼睛本身的疾病如角膜、眼底病等，手术的效果就不一定那么理想了。

为了进一步预测手术效果，医生需要做一些常规检查，如光定位、红绿色觉、PC 视力、B 超等检查。检查结果正常，那么术后视力恢复就多一分把握。一些患者的情况比较复杂，医生可能还要做一些其他检查，如角膜地形图、VEP、ERG、OCT 检查等。

七、为什么术后会眩光？

人工晶体光学部直径一般为 5.6 ~ 6.5 mm，白内障术后植入了人工晶体，在夜晚的暗环境下瞳孔放大，达到或超过了人工晶体光学部直径。这时，光学部边缘产生散射光线，加之人工晶体表面的球面设计在瞳孔较大时有明显的周边像差，这些综合作用所导致的眩光较一般正常人眼瞳孔散大时的眩光明显，所以患者在术后夜晚开车时对汽车大灯引起的眩光会比术前更明显。也有少部分患者可能是由于人工晶体轻度偏位倾斜而引起眩光。

建议患者白内障手术时选用非球面的人工晶体，可减少术后发生眩光的可能，一旦出现术后眩光，需就诊查明原因对症处理。

八、为什么术后双眼视物大小不一样？

人眼的屈光系统相当于一个凸透镜，一般来说，人的两眼屈光状态普遍存在轻度的差异，完全一致者很少见。当屈光参差者屈光不正完全被矫正时，双眼视网膜上所成的像的大小存在差异，这就会导致双眼视物的大小会有差异。一般情况下，双眼融像的能力范围是5%，因此在白内障手术时，应考虑双眼的屈光参差在双眼的融像范围内。

眼底的黄斑区病变也可导致视物变大或变小，患者发现双眼视物大小不一时，应及时就诊。

九、为什么术后眼前出现黑影飘动？

为什么白内障术后出现黑影飘动或者黑影飘动加重呢？首先，我们知道，白内障手术本身通常不会引起玻璃体混浊。术前未发现玻璃体混浊，是由于白内障遮挡，玻璃体混浊不能被感觉出来，术后混浊的晶状体拿掉了，视力提高了，晶状体之后玻璃体的混浊就能被患者看见了。所以有些患者术后"出现"眼前黑影或原来的黑影"增多"，实际上不是新出现或增多的，是原来就有的，只不过术后能更敏感地感觉到罢了。

如果患者白内障术后出现玻璃体混浊，不影响视力，对术眼也无其他影响，不必处理，嘱患者不必刻意注意，患者不注意常常会随之消失。但若飘动物变为粗大颗粒状或伴有闪光感,特别是一处视野变暗,就需要立即去医院检查。

十、术后视物不清怎么办?

1. 白内障术后视物不清,分两种:

①术后即出现视物不清;

②术后一段时间后出现。

2. 术后首次检查时即出现视物不清,有以下几种原因:

①角膜水肿,一过性眼压升高,术后炎性反应较重,经合理的对症治疗后视力一般均可提高;

②散光、老视或近视,必要时配镜矫正提高视力;

③眼睛原有疾病,如手术前存在着弱视、严重的眼底疾病和角膜病变等,即使白内障手术再成功,也不一定能提高视力。

3. 白内障术后早期视力很好,过了几个月或几年后,视力又下降了,有以下几种原因:

①后发性白内障

很多患者误认为又长出白内障了,实际上,手术后白内障是不可能再长出来的。医生手术时,为了不破坏眼睛的正常生理结构,也为了能更好地置入人工晶体,术中保留了一层薄膜(即晶状体后囊膜)起支撑作用。术后一段时间内,约30%的老年白内障患者的这层薄膜会逐渐变混浊,从而影响视力,这就是后发障。这个问题处理起来也很简单,医生经检查确诊后,可用激光将后囊膜切开,仅需1分钟左右,即可改善视力。

②轻度并发症

是比较少见的情况,即术后2个月左右视力会下降并伴视物变形,医学上称为黄斑囊样水肿,这是一种白内障手术后的轻度并发症,一般6个月左右会自行消退,不需治疗。

因此，白内障患者手术后如果视力没有提高或提高不多，不要太着急，应及时到医院检查，找出视力下降原因，积极采取相应的措施。

十一、为什么术后双眼视物有色差？

白内障手术中植入的人工晶体种类的不同，决定了术后视物颜色的差异。普通的透明人工晶体只能滤过光线中的有害紫外光，不能滤过蓝光；黄色的人工晶体既加入了紫外吸收剂阻挡紫外光，又可阻挡有害蓝光，减少对黄斑的光损伤。所以，如果患者两眼的晶状体混浊程度不等；晶状体核颜色不同；或一眼为人工晶体眼，另一眼为正常眼；或者两眼的人工晶体颜色不同，都可导致双眼视物颜色有一定的差异。

那么，是不是两眼都应用相同种类的人工晶体，两眼视物时就不存在色差呢？其实，即使是一个人两眼的晶状体均在透明的情况下，眼底视网膜视细胞的差异视物也不存在"零"色差。虽然两眼的色差经过一段时间的适应多不影响患者的生活，但为了获得更好的视觉质量，同时减少对黄斑的光损害，建议患者白内障手术选用黄色人工晶体。

十二、为什么植入多焦点或可调节人工晶体，术后仍视近不清？

正常人能看清远处物体，是光线通过屈光系统，包括晶状体在视网膜上形成清晰的图像，看近处时是靠睫状肌收缩牵拉晶状体韧带改变晶状体凸度来完成，这样在看近看远时都可在视网膜上形成清晰的图像。

目前，白内障手术应用较多的人工晶体只有一个焦点，无调节力，看远清楚看近不清楚（老花现象），反之看近清楚看远需要近视镜补足。为了克服此缺陷，30年来，研制应用出多焦点及可调节人工晶体。

多焦点人工晶体是必须将进入眼内光线的能量分为三部分，分别用于视近、中、远，但都不十分清楚，视敏度受一定影响，患者需要通过学习慢慢适应。

可调节人工晶体的调节幅度有限，随着时间的延长调节幅度有可能进一步下降，不能满足患者视近处的需求。

由于每位患者的眼部条件、生活环境及术后需求不同，建议选择人工晶体时咨询医生。

主视眼改变，也是导致术后近视不清的常见原因。

主视眼也叫注视眼、优势眼。从生理角度每个人都有一个主视眼，可能是左眼，可能是右眼。主视眼所看到的东西会被大脑优先接受。人的大脑习惯性利用主视眼的成像来分析和定位物体。

白内障手术后，由于某些原因，患者主视眼的视力劣于非主视眼，导致主导眼发生改变，部分患者出现视物不适的症状。

（秦 南 李 军）

第十一章
人工晶体种类及对视觉影响

一、什么是人工晶体?

晶状体是位于虹膜与玻璃体之间扁圆形的双凸面、无血管的弹性透明组织，是眼球屈光系统的重要组成部分，也是唯一具有调节能力的屈光间质，它就像照相机的镜头一样在眼内起光线调节的作用。正视眼的晶状体能把远处的光线准确地聚焦到视网膜上，从而能很好地被视网膜的感光细胞识别，因而有很好的裸眼视力。近视眼或远视眼的患者由于各种原因晶状体不能把光线汇聚到视网膜上，需要借助眼镜才能使光线聚焦在视网膜上，因此只有戴上眼镜才能看清周围的事物（如图 1 所示）。

随着年龄的增长人类全身的组织器官逐渐老化，晶状体在长期慢性的光损伤、氧化、外伤或全身性疾病（如糖尿病、高血压、心血管疾病、过量饮酒、吸烟等）的影响下逐渐出现混浊，这时外界的光线就不能很好地透过晶状体聚焦在视网膜上，导致视力下降，此时即发生了白内障。

目前治疗白内障没有有效的药物，需要手术治疗。以往的白内障手术仅仅摘除混浊的晶状体，摘除晶状体的眼称为无晶状体眼，因为少了晶状体这个天然透镜的调节作用，术后成为高度远视眼，大约有 1100°；此时即无法看清远处也无法看清近处，最好的视力也只有 0.02，因此想恢复视力必须戴高度远视眼镜才可以，配戴框架眼镜及角膜接触镜又有很多不足。1949 年英国医生 Harold Ridley 及化工专家 Emest Fort 用有机玻璃制作了类似人眼晶状体的双凸透镜，并成功地植入了白内障摘除术后的患者眼内，代替原来的晶状体，矫正晶状体摘除术后的高度远视，使外界物体成功聚焦成像在视网膜上（如图 2 所示），大大提高了患者术后的视力，这个人工透镜就是人工晶状体，又称人工晶体。

近年随着白内障手术技术及人工晶体制造工艺的不断发展，白内障摘除联合人工晶体植入术已成为目前治疗白内障最有效的方法，人工晶体能代替混浊的晶状体的作用，是最接近人眼光学需要的理想替代品，成千上万的白内障患者通过这种安全、有效的手术方法获得了良好的视力。此外，一些高度近视的患者，除选择准分子角膜屈光手术，也可选择眼内人工晶体植入术或透明晶状体摘除联合人工晶体植入术，术后使光线更好地聚焦在视网膜上，从而提高裸眼视力，达到术后摘镜的目的。

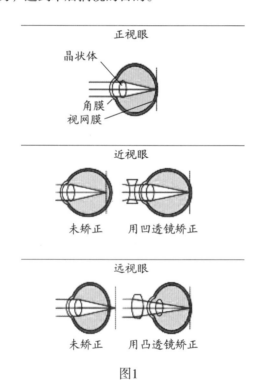

图1

正视眼：外界的平行光线经过角膜、晶状体折射后正好聚焦在视网膜上；

近视眼：外界的平行光线经过角膜、晶状体折射后汇聚在视网膜前方，通过凹透镜矫正可使光线聚焦在视网膜上；

远视眼：外界的平行光线经过角膜、晶状体的折射后汇聚在视网膜后，通过凸透镜矫正可使光线聚焦在视网膜上。

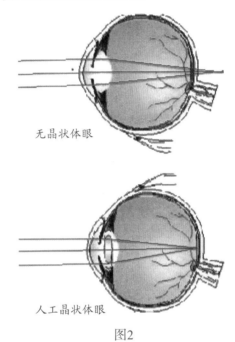

无晶状体眼

人工晶状体眼

图2

手术后无晶状体眼：由于缺少晶状体，外界的平行光线经过角膜不能汇聚在视网膜上，导致术后视物不清；

人工晶体眼：通过人工晶体的汇聚作用，能很好地把光线汇聚在视网膜上，患者术后视物清晰。

二、人工晶体是什么样的？有多大？

人工晶体是经手术植入眼内以代替摘除的自身混浊的晶状体的精密光学

部件，通常是由一个圆形的光学部和周边的支撑襻组成，光学部的直径一般在 5.6 ~ 6.5 mm，支撑襻的作用是固定人工晶体，可以是两个"C"形或"J"形的线状支撑襻（如图 3），还可以是 3 角襻或 4 角襻等（如图 4）；人工晶体的厚度与制作晶体的材质及晶体的度数等有关，但一般也就 1 mm 左右。

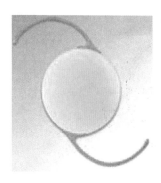

图3

中间圆形部为人工晶体的光学部，上下为两个"C"形襻

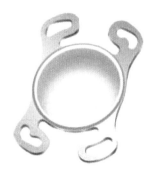

图4

中间为人工晶体的光学部，周边是4个角状襻

三、人工晶体是什么材料做的？什么材质的人工晶体更好一些？

人工晶体主要是由线性的多聚物和交联剂组成，制造人工晶体的材料应具备以下特点：

①光学性能好，屈光指数高，可见光透过率高（透光率＞90%）；

②质量轻、抗拉力强；

③眼内理化性能稳定，耐用性强，无降解；

④无毒，无致炎、致癌性；

⑤无抗原性；

⑥易加工。

人工晶体从材料上可粗略地分为硬性和软性两类，硬性材料有聚甲基丙烯酸甲酯（PMMA），俗称有机玻璃；软性材料有硅凝胶、水凝胶等，以及由PMMA衍生出来的丙烯酸酯类人工晶体。

聚甲基丙烯酸甲酯（PMMA）性质稳定、质轻、透明度好，屈光指数大，生物相容性好，且不会被机体的生物氧化反应所降解，是最早研究的一种疏水性丙烯酸酯人工晶体；PMMA材质的人工晶体能透过较宽范围的波长（300～700 hm），包括紫外光谱，所以植入此类人工晶体后的眼会感觉颜色更亮、更饱和，昼光下会有蓝视现象，但红视不多见；至今PMMA仍然是制造硬性人工晶体的首选材料，PMMA的主要缺点是不能耐受高温、高压消毒。

硅胶是我国20世纪70年代中期开发研制成功的软性人工晶体的材料，分子结构稳定，抗老化性优良，生物相容性好。硅凝胶型人工晶体弹性好，可反复折叠夹持，不出现裂纹、断裂或影响视光学特性；此外晶体生产过程中不需要抛光剂，因此不会因抛光剂的残留而引起无菌性眼内炎的发生。

硅凝胶的缺点是：韧性差，抗拉力和抗撕力差，屈光力低，人工晶体光学面中心较厚；易产生静电反应，眼内代谢产物易黏附于晶体内，从而影响晶体的透明度。此外硅凝胶人工晶体表面易黏附硅油，因此对玻璃体手术的患者应慎重选用。

水凝胶型材料的人工晶体亲水性好，含水量高，化学稳定性好，植入后炎症和渗出反应较轻。临床应用发现此人工晶体有羟基磷酸灰石化导致混浊的现象，引起视力下降，部分患者不得不取出，机制可能是和眼内代谢产物钙、磷的沉积有关。

丙烯酸酯是由苯乙基丙烯酸酯和苯乙基甲基丙烯酸组成的共聚体，属于PMMA系列，既有与PMMA相当的光学和生物学特性，又具柔软性，而且折叠后能轻柔而缓慢地展开，可吸收紫外线，生物相容性好，后发障发生率较低。此外，在丙烯酸酯材料中可添加黄色载色基团，可滤过有害蓝光，是目前最接近人眼生理状态的人工晶体。

综上所述，软性人工晶体植入时所需的切口较小，术眼的视力恢复较快，散光小，不良反应比非折叠式人工晶体要少。目前硬性晶体的材质主要为PMMA，由于价格低廉，一些贫困的家庭多选择之；丙烯酸酯人工晶体术后后发性白内障的发生率较低，且可注入载色基团制成防蓝光的人工晶体，因此目前比较受欢迎。

四、人工晶体能用多少年？能混浊吗？

人工晶体的形状、功能类似人眼的晶状体，具有重量轻、光学性能高、无抗原性、致炎性、致癌性、无过敏及变态反应、生物相容性好和不被生物降解等特性。因为人工晶体材料为非水溶性、化学惰性好、稳定性好，因此能长期存留于眼内，第一例人工晶体植入距今已有60余年，目前认为现有的人工晶体材质可以使用终身。

人工晶体硬性材料有PMMA，软性材料有硅凝胶、水凝胶及由PMMA衍生出来的亲水性丙烯酸酯类人工晶体等，随着不同材质的人工晶体在白内障术中的广泛应用，生物相容性受到广泛关注，无论是植入硅凝胶、丙烯酸酯还是水凝胶，或PMMA的人工晶体都有个案报道发生人工晶体混浊的情况，但人工晶体混浊仅发生于极少数患者，因此在对人工晶体的选择上不必担心；人工晶体一旦出现混浊，人工晶体置换术是有效的治疗方式。

五、人工晶体的价格是多少？

人工晶体种类繁多，材质、制作工艺及功能等不同，决定了价格的不同。硬质晶体的价格1000～2000元，部分家庭略困难的患者会选用；折叠人工晶体价格是在3000～8000元；特殊处理过的人工晶体，有些患有特定眼病的患者，可能会需要这种类型的人工晶体，比如肝素表面处理过的人工晶体，手术后的症反应较小，价格大概接近或超过3000元；双焦点、三焦点、可调节人工晶体，多焦点 / 可调节人工晶体的价格在 6000 ～ 16000 元，这类人工晶体的设计目的是为了同时满足看远和看近的要求，前面说的几种人工晶体是做不到的，只有一个焦点。

目前人工晶体的设计开始向非球面和黄色发展，非球面的人工晶体可减小像差，成像质量更好。

黄色人工晶体的价格大概在 4500 元左右；黄色非球面人工晶体的价格大概在 5500 左右；散光矫正型人工晶体能矫正角膜散光，提高术后裸眼视力，减少眩光，价格大致在 6300 元左右。

具体选择何种类型的人工晶体，还要根据患者的眼部情况及手术医生的意见而定。

六、人工晶体有多少种？哪种性价比更高？

随着人工晶体制作工艺的不断完善，人工晶体已从非折叠到折叠，从单纯矫正近视、远视到矫正散光，从提高远视力到提高全程视力，达到更趋完美的视觉质量。目前常用的人工晶体就有十余种类型。

1. 安放位置

分为前房固定型人工晶体、虹膜固定型人工晶体、后房固定型人工晶体。通常人工晶体最佳的安放位置是在天然晶状体的囊袋内，也就是后房固定型人工晶体的位置。

2. 硬度 - 折叠

分为硬性人工晶体和软性人工晶体。

硬性人工晶体不能折叠，需要一个与晶体光学部大小相同的切口（5.6 ～ 6.5 mm）才能将晶体植入眼内，手术切口相对较大，因此术后散光大、反应较重。为了适应手术的进步，人工晶体的材料逐步改进，出现了可折叠的人工晶体，可以对折，甚至卷曲起来，通过植入镊或植入器植入，进入眼内后，折叠的人工晶体自动展开，支撑在指定的位置，因此软性晶体的切口较小，一般为 2 ~ 3 mm，有的甚至能做到 1.8 mm，术后散光小、恢复快。

3. 功能

有球面晶体和非球面晶体、单焦晶体和多焦晶体、能矫正散光的晶体等，以满足不同患者的需要。单焦人工晶体看近必须要戴老花镜，对近视力要求不高的老人比较适合；多焦点人工晶体具有看远及看近功能，更接近自然生理状态，术后不用戴镜。此外，还有适合散光度数较高患者的人工晶体及视网膜免受有害光线损害的蓝光过滤式人工晶体。

4. 材质

不同材料和功能的人工晶体术后视觉效果也不同。

晶体并不是越贵越好，具体适合哪种人工晶体，必须经过术前详细检查，再根据患者年龄、病情、对视觉质量的要求等因素综合考虑进行选择，适合自己的才是最好的。

七、白内障手术切口多大，最小切口多大？

手术切口的缩小是现代白内障手术的一项重要进步，手术损伤更小、术后恢复更快、散光小、炎症反应轻、视觉质量好。目前，国内开展的白内障超声乳化手术，切口大多为 2.2 ~ 3.2 mm，最小可达到 1.8 mm。

以往白内障手术切口的大小主要受白内障严重程度的影响，自从有了乳化技术后则主要受进入前房的手术器械的直径及人工晶体的大小的制约。白内障超声乳化手术时用的超乳头不能无限度缩小，因此超乳头直径的大小成为白内障手术切口大小的一种制约，目前最小直径的超乳头可通过 1.5 ~ 1.8 mm 的手术切口，但随着飞秒激光乳化技术及飞秒激光切口技术的出现，所需的手术切口可以只有 1 ~ 2 mm，甚至在 1 mm 以下，但目前技术尚不成熟。

白内障手术中切口大小也与选择什么样的晶体有密切关系。

选择硬的晶体，手术只能做大切口（5.5～6 mm），切口太小晶体很可能植不进去。

实际超声乳化手术追求的是小切口，相应就需要选择能折叠成特别小、并能放入小切口的晶体，才能真正满足手术需求，否则手术选择小切口，但因为晶体原因不得不把切口延长，这样就毫无意义。因每种晶体有不同的适应证，白内障患者可根据自身的检查结果及经济情况选择。

八、植入眼内的人工晶体需要再更换吗？会发生偏位吗？

人工晶体一旦植入眼内如不出现其他的情况可终身佩戴，但是，当人工晶体植入后出现以下情况，经慎重考虑后则要取出人工晶体或行人工晶体置换术。

①白内障术后不能控制的感染性眼内炎，或长期慢性、久治不愈的无菌性眼内炎；

②难以控制的青光眼和浅前房，虹膜广泛前粘连伴有眼压升高；

③任何难以解释及控制的黄斑囊样水肿；

④眼后节疾病需行眼后部手术时，如受到人工晶体的妨碍，则需取出已植入的人工晶体；

⑤人工晶体屈光度测量错误，患者有明显不适，且无法用框架眼镜和角膜接触镜解决；

⑥人工晶体表面有大量色素斑点覆盖，局部使用激素治疗未能消除，对视力有较大影响；

⑦人工晶体发生不全脱位或全脱位。

一般植入眼内的人工晶体不会发生偏位，但如果患者悬吊晶体的韧带发育异常或因炎症、外伤损伤时可出现人工晶体的偏位甚至脱位，轻度偏位的人工晶体可随诊观察，不必取出，一旦人工晶体脱入玻璃体或前房需手术取出，以减少人工晶体对周围组织的摩擦损伤，或继发青光眼。

人工晶体取出后需根据患者当时眼部情况，同期或择期再次人工晶体植入或缝合术；眼部条件不适合植入人工晶体，应高绿其他治疗手段。

九、蓝光对视网膜有损伤吗？

认识一下大自然中的光线。

自然界本身没有单独的白光，蓝光、绿光与红光混合后呈现出白光，绿光与黄光能量较小，对眼睛刺激较小；蓝光是可见光的重要组成部分，波长短（380 ~ 500 nm），是可见光中能量最强的光，因此也叫高能可见光，由于具有较高的能量，在大气层中比其他任何可见光的散布范围都广，因此天空在我们的眼里是蓝色的。正是因为蓝光的这些特性，使它能直接穿透角膜、晶状体直达眼内。

正常人眼24岁时，角膜会产生微量的黄色素，晶状体中黄色素更为明显，可滤过蓝光。白内障手术后，会失去这种保护。准分子激光及白内障术后，部分患者对光非常敏感，会感觉到异常的刺眼，即为短波蓝光使然。

蓝光广泛存在于自然光、人造光源、LED、电脑背景光、电视机屏幕、手机屏幕、节能灯等各种新型人造光源发出的光中。随着科技的日新月异、人造光源的普及，人类活动在夜晚的时间越来越长，我们的眼睛受到的伤害越来越重，短期大量的蓝光照射可造成眩光、视疲劳。

此外，蓝光在视网膜上有累积效应，长期的蓝光照射，视网膜会产生自由基，这些自由基会导致视网膜色素上皮细胞衰亡，从而引起老年性黄斑变性。

另外，长期的蓝光照射还可以引起晶状体的混浊，造成白内障；夜晚受高能短波蓝光照射可抑制褪黑素分泌，导致生物钟紊乱，从而引起身体多种疾病。

十、防蓝光人工晶体能保护眼底吗？两眼分别植入白、黄片人工晶体，看东西能协调吗？

大多数人工晶体可阻挡太阳光中的紫外光线，但不能滤过光谱中的蓝光部分。为了解决这一不足，蓝光滤过型人工晶体应运而生。

防蓝光人工晶体是在丙烯酸酯材料中增加了黄色载色基团，可滤过有害的蓝光，使人工晶体更接近人眼的生理状态。

防蓝光的人工晶体的优点在除吸收紫外线，还吸收部分蓝光，比标准的 UV-IOL 多过滤 61% 的蓝光，吸收谱非常接近于人眼的自然状态，最大可能地保留了人眼晶状体对光线的滤过、吸收和通过的特性，从而减少了畏光、蓝视现象，植入后眩光、畏光的发生率低；能避免蓝光对视网膜的光化学损伤，有资料显示防蓝光人工晶体可降低老年性黄斑变性的发生率。

术后视力的提高，防蓝光与无防蓝光人工晶体无差别，一眼植入防蓝光的人工晶体、一眼植入普通人工晶体对照研究，防蓝光的人工晶体看白色的纸和日光灯时比对侧眼颜色发黄，看其他颜色的物体时双眼无异常，双眼同时看物体时颜色无异常变化。

十一、什么是散光？人工晶体可以矫正散光吗？

散光是眼睛的一种屈光不正的表现，与角膜的弧度有关。如果角膜在某一区域的弧度较弯，另一些区域较扁平，使角膜各子午线的屈折率不一致，经过这些子午线的光线不能聚集于同一焦点，光线不能准确聚焦在视网膜上形成清晰的物像，这种情况称为散光。

散光多由角膜先天性异态变化所致，还可能存在晶状体散光（晶状体原因导致的散光，白内障摘除术后消失）；也有些后天因素引起的散光，如眼睑长针眼或霰粒肿，长期用眼姿势不良（经常眯眼、揉眼、躺着看书等），这样眼皮压迫角膜也会使角膜弧度改变，发生散光并使散光度数增加。

另外，一些眼科手术如白内障及角膜手术也可改变散光的度数及轴位。散光可造成视物模糊、视疲劳等现象，因此白内障患者手术前后的角膜散光一直是困扰医生及患者的一大难题，影响白内障术后视觉效果，也被越来越多的医生所重视，设计出多种方法对角膜散光加以矫正，而目前国际最流行的是用散光人工晶体矫正术前角膜的散光，并取得了良好的效果，因此对术前即有较大角膜散光的患者，建议选择散光型人工晶体，减少术后散光度数，增加术后裸眼视力及减少术后眼部不适。

十二、人工晶体可以矫正近视吗？

人工晶体是植入眼内的透镜，就如眼镜片一样是有度数的，正常人眼白内障术后需要植入 +2000 D ~ +2400 D 的晶体才能达到术后看远清晰的目的（如图2）。人工晶体度数的大小是由患者角膜的曲率、眼球长度及所选人工晶体的参照常数决定，术前医师都会对患者进行详细的检查，根据患者平常的生活习惯选取合适的度数。年纪较大、对近视力要求不高的患者可植入单焦点人工晶体，预留较小的近视度数，但此类患者术后看近时需配戴花镜。高度近视患者，医生会根据患者本身的需求来确定术后预留的度数，患者已习惯常年戴镜，且近距离工作时间较长时可预留 -250 D ~ -300 D 的近视度数，患者术后近视度数比术前有不同程度的降低，看近无须配戴花镜，看远需要配一定度数的近视眼镜。

随着人工晶体技术的不断革新，多焦点人工晶体的出现为患者术后全程视力的提高提供可能，使患者术后看远看近都清晰，达到患者术后真正的摘镜目的。

十三、老花眼是怎么形成的？

老花是眼睛自然老化的一个过程，从严格意义上说，老花眼不是一种疾病。

老花眼的成因是眼内晶状体及睫状肌的老化。晶状体是眼球屈光系统中的一个重要组成部分，相当于可变焦的照相机的镜头，晶状体的聚焦作用是通过改变自身的厚度来实现的。

看远处的物体时，晶状体会变的扁平；看近处物体时，晶状体会变凸，这个过程称之为调节。正视眼通过晶状体的调节，能轻易地看清近处和远处的物体。

晶状体弹性从出生后便开始逐渐降低，年轻时，晶状体的弹性很好，可很好地变换焦距，达到看远看近都清晰的目的。随着年龄增长，晶状体逐渐增厚、硬化，眼部肌肉的调节能力也随之减退，导致变焦能力降低，看近物时，由于物像无法在视网膜上聚焦，视物就会变得模糊不清。老视眼的发生和发展与年龄直接相关，大多出现在 45 岁以后，发生迟早和严重程度还与其他因素有关，如原先的屈光不正状况、身高、阅读习惯、照明以及全身健康状况等。

十四、植入人工晶体后视力能和正常眼一样吗？可以矫正老花眼吗？什么是多焦点人工晶体？

在白内障患者术后植入单焦点人工晶体，无法改变自身曲率（变焦），且需在眼内固定，术后仍需配戴眼镜，才能达到看远、看近都清晰的效果。随着生活条件的不断提高，患者对白内障手术效果的要求不仅限于复明，也希望能获得更好的功能性视力。

功能性视力是指日常生活中在不同光线反差条件下阅读报纸、夜间驾驶车辆、从事专业工作及参加娱乐活动等视觉能力。为了让患者裸眼能获得更好的全程视力，免去配戴眼镜的困扰，提高患者的生活质量，双焦点、多焦点人工晶体（MIOL）应运而生。

MIOL 不仅可使患者获得较好的全程视力，还可提高患者术后的生存质量及术后满意度。随着人工晶体制造工艺的不断提高，多焦点折叠人工晶体开始应用于临床。

多焦点人工晶体不仅解决了大部分白内障患者的复明问题，同时也能获得良好的远、近视力及调节能力，术后不戴眼镜也能有舒适的视功能，视觉效果更接近于术前正常眼的视觉状态，很大程度上提高了患者术后的生活质量。

多焦点人工晶体对手术技巧要求较高，价格较贵，术后患者需要一定的适应阶段，因此患者可根据自身需要和个人情况，向眼科医生咨询，选择适合自身的人工晶体。

十五、哪类人工晶体后发障发生率较低？哪类人工晶体不怕激光？

人工晶体在设计方面充分地考虑生物相容性，以确保植入后稳定、无远期并发症，尽可能降低后发障发生率。

后发障是人工晶体生物相容性的重要评价指标，与人工晶体的材料和设计有关。

PMMA 材质的人工晶体术后易发生后发障，硅凝胶和疏水性丙烯酸酯人工晶体后发障发生率均较低，水凝胶和 PMMA 材质的人工晶体后发障发生率较高，丙烯酸酯类的人工晶体后发障发生率较低；此外直角方边缘设计的人工晶体后发障的发生率亦较低。

后发障是白内障术后远期常见的并发症，Nd：YAG 激光后囊膜切开术是常用治疗方法，Nd：YAG 激光是通过激光的电离效应，在靶组织内爆破形成冲击波，使组织裂解，达到切割的效果。抗激光损伤能力最强的是聚甲基丙烯酸甲酯人工晶体；其次为水凝胶、丙烯酸酯、硅凝胶人工晶体，术中操作得当、患者配合良好，Nd：YAG 激光很少会造成人工晶体的损伤。如后发障发病时间较长，混浊的后囊膜明显增厚，激光不能切开，需要通过手术来切除混浊的后囊膜。

十六、球面和非球面人工晶体有什么区别？

这是个很专业的问题。要了解球面人工晶体和非球面人工晶体的区别，首先得先了解像差。

像差是指光学系统的成像缺陷，物理光学又把分为波前像差或波阵面像差，指点光源发出的球面波经光学系统后形成的波形与理想球面波之间的距离，即理想与现实的差距。

人眼并非理想的光学系统，角膜和晶状体的光学性能并非完美，存在着各种像差，限制着人眼的视觉质量。尽管人眼视网膜视力可达到 3.0 ~ 4.0，但由于像差的存在，人眼视力只能在 2.0、1.0 或以下。

产生此种现象的原因有：

①角膜前表面不是理想的球面，确切地说是非球面，角膜顶点处较陡，边缘部较扁平，顶点并不总在角膜的几何中心，往往偏下偏颞侧，因而产生球差；

②年轻人晶状体前表面较平坦，可抵消 80% 的角膜球差，但随着年龄增长，晶状体变凸，这种作用减少；

③瞳孔增大，像差明显增加；

④其他如干眼症、玻璃体混浊、等待都会引起像差的增加。

白内障术后单纯视力的恢复还不能完全反映患者整体视觉功能的情况，应更加重视术后功能性视力的恢复，功能性视力能全面评价不同光照条件下各个空间频率的物体目标，更真实地反映视觉质量，评价功能性视力的最佳指标是像差和对比敏感度。

研究发现与球面人工晶体眼相比，非球面人工晶体眼更接近于年轻时正常的自然晶状体状态，尤其是在大瞳孔、高空间频率和眩光状态下。眼像差的减少，尤其是球差的减少，使植入非球面人工晶体眼的对比敏感度提高，从而改善夜间眩光状态下视力，提高视觉质量。

球面人工晶体在高视标对比度时术眼矫正视力尚可，但在低视标对比度时明显低于非球面人工晶体，非球面人工晶体可给患者带来更好的不同对比度视力，尤其是低对比度视力，比普通人工晶体的视觉质量更好。可见，与传统球面人工晶体相比，非球面人工晶体可提供良好的功能性视力，并改善视觉质量。

十七、预装人工晶体植入器的人工晶体与没预装的有什么区别？

由软质材料制成的人工晶体即可折叠人工晶体，可在折叠或卷曲缩小后通过一个较小的切口植入眼内，为了将软性人工晶体植入眼内，要使用专用人工晶体植入器，软性人工晶体植入器分为非预装型和预装型两种。

使用非预装型人工晶体植入器植入人工晶体时，要用镊子将人工晶体从包装盒中取出经过复杂的程序装入人工晶体植入器后再注入眼内，操作过程复杂，人为操作失误的可能更大，易夹坏人工晶体；从包装盒取出人工晶体到植入过程也易受到细菌污染，增加白内障术后眼内炎的发生概率。

鉴于非预装型人工晶体植入器的缺点，人们开发了将人工晶体放入植入器，统一包装、灭菌、储存、运输的预装式人工晶体植入器，只需打开包装便可植入眼内，从而提高手术效率，减少晶体破损。此外人工晶体已提前装在注入器内，从工厂消毒后在手术室内打开包装便可直接植入眼内，不与外界接触，排除了晶体与外界细菌接触所可能导致的眼内炎，真正达到了"超级清洁"，术后眼内炎的发生率较非预装的人工晶体低，而且注入器为一次性使用可防止交叉感染。

十八、植入人工晶体后做 CT、MRI、超声等检查受影响吗？

先了解一下 CT、MRI、B 超的成像原理。

CT 是利用 X 线束从多个方向对人体检查部位进行一定厚度的层面扫描，

由探测器接收透过该层面的X线,转变为可见光,由光电转换器转变为电信号,取得信息,输入计算机,经计算机处理后获得重建图像,是数字成像而不是模拟成像。

CT检查前应去除检查部位衣物,包括带有金属物质的内衣和各种物品:头饰、发夹、耳环、项链、钱币、皮带和钥匙等,因为金属会产生伪影,影响诊断,人工晶体为非金属材料,因此眼内植入人工晶体后不会影响CT的检查,同时CT检查也不会影响眼内人工晶体。

MRI也就是核磁共振成像,是断层成像,利用磁共振现象从人体中获得电磁信号,重建出人体信息。核磁共振是一种物理现象,作为一种分析手段广泛应用于物理、化学生物等领域,1973年用于医学检测,核磁共振机器及核磁共振检查室内存在非常强大的磁场。因此,装有心脏起搏器者,以及血管手术后留有金属夹、金属支架者,或其他冠状动脉、食管、前列腺、胆道进行金属支架手术者,绝对严禁做磁共振检查。否则,由于金属受强大磁场的吸引而移动,将可能产生严重后果以致生命危险。制作人工晶体的材料为非金属材料,因此植入人工晶体的术眼完全可以做MRI检查。

人耳的听觉范围有限,只能对16～20 000 Hz的声音有感觉,20 000 Hz以上的声音就无法听到,这种声音称为超声,和普通的声音一样,超声能向一定方向传播,而且可以穿透物体,如果碰到障碍物,会产生回声,不同障碍物会产生不同回声,通过仪器将这种回声收集并显示在屏幕上,可以用来了解物体的内部结构。利用这种原理,将超声波用于诊断和治疗人体疾病。由上可知,超声检查实际是利用声及回声的一种检查,因此不会对人工晶体造成损害。

参考文献

[1] 赵堪兴,杨培增.眼科学.8版.北京:人民卫生出版社,2013,137.

[2] Hosotani H.Physical properties of an intraocular lens coated

with diamond-like carbon film. Nihon Ganka Gakkai Zasshi, 1997, 101 (11): 841-846.

[3] 谢立信, 董晓光. 人工晶体植入学. 北京: 人民卫生出版社, 1994.

[4] 王洋, 韩宏光. 人工晶体材料的生物相容性特征. 中国组织工程研究, 2013, 17 (25): 4745-4750.

[5] 吴艺, 古爱平, 夏朝霞. 着色聚甲基丙烯酸甲酯人工晶体在白内障及角膜移植三联术中的应用. 中国组织工程研究与临床康复, 2010, 14. (3): 537-540.

[6] Oner FH, Saatci OA, Sariolu S, et al. Interaction of intraocular lenses with various concentrations of silicone oil: an experimental study. Ophthalmologica, 2003, 217 (2): 124-128.

[7] Buehl W, FindI O, Menapace R, et al. Long-term effect of optic edge design in an acrylic intraocular iens on posterior capsule opacification. JC ataract Refract Surg, 2005, 31 (5): 954-961.

[8] 朱宇东, 臧晶, 王立东. 双眼人工晶体混浊1例. 中国实用眼科杂志, 2004, 22 (6): 446.

[9] 杨珂, 李敏. 人工晶体混浊1例. 广西医学, 2007, 29 (1): 138

[10] 罗怡, 陆国生, 卢奕. 亲水性丙烯酸酯人工晶体混浊临床报告. 中国实用眼科杂志, 2003, 21 (7): 530.

[11] 邓锐东, 陈子林. 亲水性丙烯酸酯人工晶体混浊1例. 汕头大学医学院学报, 2012, 25 (4): 3.

[12] 叶宏权, 钟守国. 白内障手术现代切口构筑. 实用医院临床杂志, 2014, 11 (3): 179-182.

[13] 宋琛, 马志中. 眼科手术学. 2版. 北京: 人民军医出版社, 2008.

[14] 何春燕, 郑汉, 阴正勤. 人工晶体取出37例原因分析. 中国实用眼科杂志, 2005, 23 (7): 729-731.

[15] Pollack A, Marcovich A, Bukelman A, et al. Age-related macular degeneration after extracapsular cataract extraction with intraocular lens implantation. Ophthalmology, 1996, 103 (10):

1546-1554.

[16] 李红，吕建平，蔡善君，等.蓝光照射致人视网膜色素上皮细胞线粒体凋亡的途径及机制.中华实验眼科杂志，2015，33（1）：16-20

[17] 付海荣，郭文兵，刘奕志.糖尿病性白内障患者滤蓝光人工晶体植入术临床观察.中国医师杂志，2014，16（4）：439-442.

[18] 曾淑忍，李学喜.AcrySof人工晶体植入视觉质量临床分析.医学综述，2015，21（3）：574-576.

[19] 秦民安，冯梅艳.蓝光滤过型人工晶状体的临床应用观察.山东医药，2009，49（1）：102-103.

[20] 吴保华，汪云，相自越，等.老年性白内障超声乳化联合散光矫正型人工晶体植入术的疗效观察.中国医学创新，2014，11（7）：55-57.

[21] 李亚娣.多焦点人工晶体的临床应用进展.医学综述，2013，19（23）：4311-4314.

[22] 李霞，谭少健，梁皓，等.多焦点人工晶体眼视功能的研究.中国实用眼科杂志，2005，23（1）：39-44.

[23] 张红言，施玉英，云波.不同人工晶体材料及设计方式对兔眼后囊混浊影响的实验研究.中国实用眼科杂志，2008，26（7）：729-733.

[24] 孟建中，苏艳丽.两种晶状体植入术后后发障发生率的比较.医学信息，2014，27（10）：449-450.

[25] 程金伟，魏锐利，马晓晔，等.不同生物材料人工晶体与后囊混浊相互关系的meta分析.第二军医大学学报，2004，25（9）：1005-1008.

[26] Schauersberger J, Amon M, Kruger A, et al.Lens epithelial cell outgrowth on 3 types of intraocular lenses.J Cataract Refract Surg, 2001, 27（6）：850-854.

[27] 张琪，程金伟，魏锐利，等.人工晶体光学部边缘设计预防后囊膜混浊的Meta分析.实用医学杂志，2009，25（9）：1420-1423.

[28] 刘丽，李爱军，王硕，等.人工晶体光学性能与Nd-YAG激光损伤的影响.中

国组织工程研究，2013，17（34）：6215-6220.

[29] 朱子诚，吴章友，温跃春，等.两种Nd：YAG激光后囊切开方式对不同材料人工晶状体损伤的观察.实用防盲技术，2013，8（2）：66-68.

[30] 朱海丰，张亚萍，李书光，等.非球面人工晶体设计及人眼瞳孔对其光学性能的影响.应用光学，2010，31（4）：557-561.

[31] 侯晓依.非球面人工晶体的研究进展.医学综述，2014，20（19）：3554-3556

[32] 夏泽梅，查旭，赵学英，等.非球面人工晶体植入术后视觉质量的临床研究.昆明医学院学报，2010，31（6）：126-129.

[33] 刘玉福，何鹏.预装式人工晶体在白内障超声乳化术中的应用.中国实用眼科杂志，2005，23（4）：394-396.

[34] 徐敦文.预装式人工晶体植入手术的初步临床研究.医药前沿，2012，2（12）：220-221.

（安良宝　　朱平利）

第十二章
预防

一、得了白内障生活要注意什么?

1. 规律生活

生活要有规律,注意休息,不能过于疲劳,注意劳逸结合,要有充足的睡眠,坚持锻炼身体。选择一些适合自己的户外活动,如散步、慢跑等,培养一些自己的兴趣爱好。

2. 用眼卫生

平时要注意用眼卫生,不用手揉眼睛,不用不卫生的手帕、毛巾、纸巾擦眼、洗眼。

3. 用眼时间

注意读书、写字、看电视等用眼的时间。老年人晶状体弹性减弱,睫状肌的调节力减弱,如读书、写字、看电视等用眼时间长就会引起眼部、头部不适。因此,读书、写字、看电视等用眼时间应控制在 1 小时之内,每间隔 1 小时应休息一段时间,放松眼部,向远处眺望或做眼保健操等,也可以做些适当的户外运动。

4. 老年注意

老年人得了白内障,要保持愉快的心情,注意控制情绪。遇到不顺心的事或家庭琐事,要控制自己情绪,保持愉快的心情。

5. 佩戴眼镜

眼部有屈光不正，应及时到正规医院检查并配戴合适的眼镜。定期到医院检查眼部，观察白内障发展情况，选择适当的时机行白内障手术治疗。

6. 治疗全身性疾病

如果老年人患有白内障的同时患其他全身慢性疾病如糖尿病、高血压、心脏病等，应在内科医生指导下将身体调整到最佳状态。

7. 适当饮水

适当饮水，预防脱水。水分是保证人体各器官正常新陈代谢的最基本条件，充足的水分对老年人来说尤为重要。如果人体处于脱水的状态，体内正常新陈代谢就容易受到干扰，造成有害物质（如超氧因子等）的蓄积，损害晶状体细胞，导致晶状体混浊而发生白内障。对于已经患白内障的老年人，脱水状态可使原本并不严重的病情急剧加重，这就是许多老年人在生一场大病后，眼睛视力迅速下降的原因之一。因此，老年人在平时有脱水情况，特别是在遇到各种原因引起的腹泻、呕吐、大量出汗时，应及时补充足量的水分，以满足身体正常新陈代谢的需要。

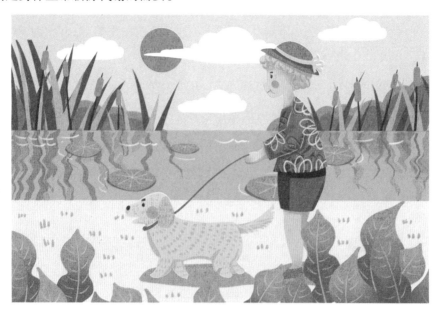

二、白内障患者饮食要注意什么？

白内障的发生主要是晶状体发生氧化损伤。人眼晶状体被氧化物质损伤后，晶状体蛋白质变性，逐渐失去透明性，发生混浊，导致白内障的发生。有研究表明，大量食用含有抗氧化物质的食物，如番茄、葡萄、蓝莓、花椰菜、鲑鱼、大蒜、燕麦、菠菜、绿茶、柚子、海藻、枸杞、各类坚果等，这些食物中的抗氧化物质可以保护晶状体，减少自由基的产生，抵御氧化物质的损伤，在一定程度上维持晶状体的透明性，延缓晶状体混浊的发生及发展，降低患白内障的风险。日常生活中一个好的、健康的饮食习惯可以为身体提供足够的抗氧化物质。

三、哪些因素会加快白内障的发展？

1. 随着年龄的增长，身体各个组织器官逐渐老化，晶状体也会发生相应的氧化损伤，使晶状体蛋白质发生变性，引起晶状体纤维肿胀，最终晶状体失去原有的透明性而发生混浊。

2. 维生素 A、维生素 C、维生素 E、β-胡萝卜素，微量元素硒、锌等物质的缺乏会加速白内障的发展。

3. 代谢性疾病，如糖尿病等会加速白内障的发展。

4. 长期的紫外线照射会促使晶状体氧化损伤的发生，导致晶状体变性、混浊。

5. 大量饮酒、吸烟都会不同程度地加速白内障的发展。

6. 内眼术后如抗青术后、玻璃体切割术后会加速白内障的发展。

7. 眼部炎症或退行性疾病，会使晶状体营养或代谢发生障碍，加速混浊的发生，如葡萄膜炎、视网膜色素变性、视网膜脱离、高度近视、眼内肿瘤、青光眼等。

8. 长期应用某些药物容易引起晶状体混浊，如糖皮质激素、氯丙嗪、缩瞳剂等。

9. 长期接触某些化学物质，如三硝基甲苯、二硝基酚、汞、萘等会对晶状体有毒性作用，导致晶状体混浊。

四、吸烟与白内障的发展有联系吗？

很多人都有吸烟的习惯，很多人虽然知道吸烟有害健康，却无法控制自己。一支香烟含有尼古丁、丙酮、铝、氨、砷、苯、丁烷、镉、一氧化碳等多种有害物质，香烟燃烧时释放的烟雾中含有4000多种已知的化学物质，绝大部分对人体有害，导致疾病的发生，严重的危害人体各种重要组织器官。

那么吸烟对晶状体有什么影响呢？有研究表明，吸烟可以降低某些抗氧化剂和蛋白质水解酶在血浆中的浓度并产生自由基，增加晶状体的氧化应激效应，晶状体发生氧化损伤，使晶状体失去原有的透明性。在有吸烟史的白内障患者的晶状体中，发现了大量镉，镉能影响晶状体中过氧化物歧化酶和谷胱甘肽等抗氧化物质的活性，降低机体对氧化损伤的防御能力，使晶状体蛋白质发生变性，引起晶状体纤维肿胀，最终晶状体失去透明性而发生混浊。

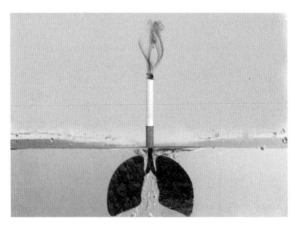

五、饮酒与白内障的发展有联系吗？

饮酒是中国传统文化之一，随着人们生活水平的提高，饮酒在日常生活中较为常见，很多人都喜欢浅尝杯中物，尤其某些场合，如社交、节日聚会、婚丧嫁娶等。然而，不少饮酒人士都不懂得节制酒量，以致饮酒过多或过密，损害身体。酒的主要成分是酒精，化学名叫乙醇。乙醇进入人体，能产生多方面的破坏作用。有学者认为乙醇促使白内障形成的机制是乙醇增加了薄膜的损害过程或者改变了蛋白质的交互作用。大量乙醇导致晶状体内钙的平衡被打破，促成白内障的形成。从现有的研究中得到的资料和数据是有限的，比较一致的观点是适量饮酒可延缓白内障的形成，大量饮酒会增加白内障的危险性。

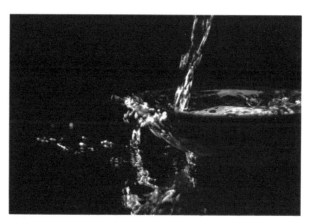

六、戴墨镜可以预防白内障吗？

紫外线是指阳光中波长 10 ~ 400 nm 的光线，可分为 UVA、UVB，紫外线位于光谱中紫色光之外，为不可见光。自然界的主要紫外线光源是太阳，太阳光透过大气层时波长短于 290 nm 的紫外线被大气层中的臭氧吸收掉。研究表明，波长为 290 ~ 400 nm 的近紫外线可以对晶状体造成损伤。紫外线对晶状体的影响是长期的、慢性蓄积的氧化损伤的过程，通过影响晶状体的氧化还原代谢过程，促使晶状体蛋白发生变性。同时在紫外线的影响下，磷离子与钙离子结合形成不可溶解的磷酸钙，从而加速晶状体的混浊，导致白内障的发生。眼科专家说，人的眼睛天生就具有避免紫外线辐射的作用，例如眼球的横向排列、眼窝的凹陷构造，都可以减少紫外线辐射量；突出的眉毛、鼻子、脸颊，也可以阻挡各方向来的紫外线。但是，要远离无所不在的紫外线伤害，只靠眼睛本身的防护机制仍然不够，因此民众不论居家或外出，眼睛防晒准备绝不可少。所以，人们如果需长时间呆在户外，不妨配备一副具有较好防晒功能的墨镜，茶色镜片主要滤去紫外线，绿色镜片可滤去红外线，灰色镜片则可等量均匀滤去各种可见光线。一般出门旅行可选用灰色、绿色和茶色，透过这些镜片所看到的景物宜人，颜色变异小，不造成色觉干扰。

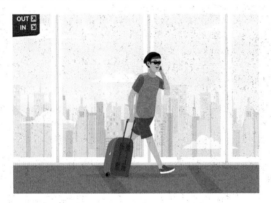

七、饮茶可以预防白内障吗？

现代医学认为，白内障的发生是由于体内的氧化反应所产生的自由基作用于晶状体，使晶状体蛋白质发生变性，引起晶状体纤维肿胀，最终晶状体失去原有的透明性而发生混浊。茶叶中含有的大量茶多酚，可以阻断这种氧化损伤的发生，对白内障可以起到一定的预防作用。学者们在大量的观察对比中发现，每日喝 5 杯茶的老人，患白内障的可能性较不喝茶或很少有喝茶习惯的老人要低得多，并且多少喝上一些茶的人较那些从不喝茶的老年人，白内障的发病率也较低。因此，老年人最好能够养成每日多喝茶的习惯，这样不仅可以预防老年性白内障的发生，同时还可阻挡白内障程度的加深。

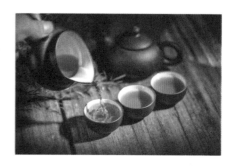

八、多吃蔬菜、水果可以预防白内障吗？

水果和蔬菜里含有大量的抗氧化物质，例如维生素 E、维生素 C、核黄素、叶酸、番红素、β–胡萝卜素和玉米黄素等，尤其在一些深颜色的蔬菜中，如菠菜、甘蓝、青椒等。另外，水果和蔬菜中含有大量的维生素 C，可以保护晶状体蛋白质，减缓变性。因此，白内障患者应多食用水果和蔬菜。

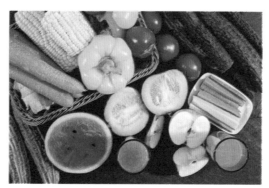

九、阿司匹林可以预防白内障吗？

阿司匹林是应用最早、最广谱、最普通的解热镇痛类药物，已有近百年历史，具有解热、镇痛、抗炎、抗风湿和抗血小板聚集等多方面的药理作用，常用于感冒发热、头痛、神经痛、关节痛、肌肉痛，预防心脑血管血栓形成等。

随着研究的深入，学者们发现小剂量的阿司匹林可以与晶状体蛋白质中的赖氨酸残基结合，防止晶状体蛋白质聚合物形成；抑制脂质过氧化，避免脂质过氧化给晶状体带来的损害；还可以降低血糖、减少山梨醇的含量。通过以上这些作用机制延缓白内障的发病过程。

十、哪些维生素可以预防白内障？

1. β-胡萝卜素和维生素A

（1）β-胡萝卜素

是一种抗氧化物质。氧化损伤是白内障发生的关键，氧自由基损伤是首要原因。食用富含β-胡萝卜素的食物，可以防止氧自由基破坏晶状体细胞，保持晶状体的透明性。β-胡萝卜素主要存在于深绿色或红黄色的蔬菜和水果中，如胡萝卜、西兰花、菠菜、杧果等。

（2）维生素A

是保护眼睛的重要营养物质，化学名称为"视黄醇"。如果维生素A缺乏会引起角膜病变、白内障、夜盲症等疾病。β-胡萝卜素有维生素A源之称，β-胡萝卜素进入人体后可转变为维生素A，多食用富含β-胡萝卜素的食物，也可以为机体提供维生素A。维生素A人体储存量至老年期开始递减，老年人明显低于年轻人，因此，老年人在日常饮食中应多食用富含维生素A的食物，如动物肝脏、鱼类、海产品、奶油和鸡蛋等。

2. 维生素C

又称为抗坏血酸，是水溶性维生素、抗氧化剂，保护身体免于自由基的损害。研究表明人眼中含有大量的维生素C，是维持晶状体正常生理功能的重要物质。随着年龄的增长，人体的代谢及吸收功能逐渐下降，维生素C的吸收率也逐渐下降，久之会引起晶状体变性导致白内障的发生。人体不能制造维生素C，必须每天从含维生素C的食物中摄取，满足身体的需要。维生素 C 主要的食物来源是新鲜的蔬菜和水果。蔬菜中辣椒、茼蒿、苦瓜等含量较多；水果中鲜枣、草莓、柑橘等中含量较为丰富。

3. 维生素 E

是一种脂溶性维生素，又称生育酚，是最主要的抗氧化剂之一。维生素 E 是自由基最直接的捕获者，在自由基攻击细胞之前，维生素 E 先于自由基起反应，将之中合，抑制过氧化脂质生成及酪氨酸酶的活性，消除自由基对晶状体细胞的氧化损伤，维持透明性。人体自身不能合成维生素 E，只能通过食物来获取。富含维生素 E 的食物，果蔬包括猕猴桃、菠菜、卷心菜、甘蓝、莴苣、甘薯、山药等；坚果包括杏仁、榛子和胡桃等。

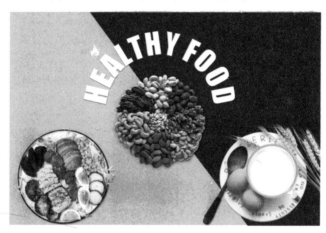

十一、减少日常饮食中食盐用量可以预防白内障吗？

食盐，又称餐桌盐，是人类生存最重要的物质之一，也是人们膳食中不可缺少的调味品。盐的主要化学成分氯化钠（化学式 NaCl）在食盐中含量为 99%。

澳大利亚学者发现，过量食用盐的人增加了患白内障的风险。研究发现，食用最高量钠的人，比食用低水平钠的人患白内障的概率将增加两倍。因此，日常饮食可减少食盐量预防白内障的发生。

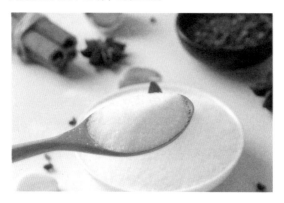

十二、哪些微量元素可以预防白内障？

1. 硒

在人体多种组织细胞中，眼睛中硒的含量最高，硒是维持视力的重要微量元素。硒是体内重要的抗氧化剂，体内硒含量不足时，会使谷胱甘肽氢化酶的活性降低，加速晶状体的混浊。此外，硒还可调节人体内维生素A的吸收与消耗。因此，缺乏硒可导致维生素A代谢的紊乱与缺乏。硒与维生素E有协同作用，可加强维生素E的抗氧化作用，清除自由基。

含硒高的食物有龙虾、鱼及一些甲壳类水产品；其次是动物的心、肝、肾等脏器。蔬菜中如荠菜、芦笋、豌豆、大白菜、南瓜、洋葱、番茄等也含一定量的硒。谷物的糠皮中也含有少量硒。

2. 锌

可以抑制脂质过氧化反应，稳定细胞膜的结构与功能，使细胞自由基具有较强的抵抗力。合理选择食物，保证摄入足够的锌，动物性食物是锌的主要来源，牡蛎、鱼贝类、肝、肉、蛋等含量丰富，干豆、粮食也含有多量的锌，但吸收率较低。锌的生物利用率动物性食物为35% ~ 40%，植物性食物为10% ~ 20%。植酸、纤维素、木素可影响锌的吸收。

十三、糖尿病患者怎样预防白内障？

糖尿病是以高血糖为特征的代谢性疾病。高血糖则是由于胰岛素分泌缺陷或生物作用受损，或两者兼有引起的。糖尿病时长期存在的高血糖导致各种组织，特别是眼、肾、心脏、血管、神经的慢性损害、功能障碍。糖尿病患者并发白内障主要是因为血糖升高时，进入晶状体内的葡萄糖增多，葡萄糖转化为山梨醇在晶状体内蓄积，细胞内渗透压升高，晶状体纤维吸水肿胀，进而断裂崩解，导致晶状体混浊。糖尿病性白内障往往双眼发病，发展迅速，晶状体混浊往往从晶状体后囊部开始，逐渐发展至晶状体皮质及核，造成视力明显下降。因此，糖尿病患者一定要在医生的帮助下把血糖控制在正常范围内，定期进行眼部检查，以便早日发现病变，争取早期治疗，以免造成严重的后果。

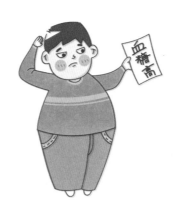

十四、怎样预防外伤性白内障？

外伤性白内障的原因主要有钝挫伤、眼球穿通伤、碱烧伤等。外伤性白内障的预防一定要加强宣传，提高对预防眼外伤的认识，教育少年儿童玩耍时远离锐器，不要玩容易导致眼部受伤的玩具（弹弓、玩具手枪等），不要燃放烟花爆竹。加强安全教育，改善工作环境。工人在工作时做好眼睛的防护，配戴防护眼镜，严格遵守操作规程，以免误伤眼睛。碰伤眼睛后，一定要到医院及时检查，以免造成严重的后果。

十五、怎样预防先天性白内障？

先天性白内障多在出生前后即已存在，发生率在我国为 0.05%。白内障能导致婴幼儿失明或弱视，失明儿童中有 22%～30% 为白内障所致，已成为儿童失明的第二位原因。

1. 遗传因素

先天性白内障大约有 1/3 的患者有遗传因素，最常见的为常染色体显性遗传，有的表现为不规则的隔代遗传；隐性遗传多与近亲婚配有关。有家族史者婚前可行染色体检查。避免近亲结婚。

2. 病毒感染

母亲妊娠前 3 个月感染风疹、疱疹、麻疹、腮腺炎、水痘等病毒可引起胎儿的晶状体混浊。这是由于此时晶状体囊膜还没有发育完全，不能抵御病毒的侵犯，而且晶状体蛋白合成活跃，对病毒感染敏感。母亲在妊娠前 3 个月，应注意个人卫生和防护，养成良好的卫生习惯，少去公共场所，增强自身免疫力。

3. 药物和放射线

母亲在怀孕期，特别是怀孕前 3 个月内应用某些药物，如全身应用糖皮质激素，一些抗菌类药物特别是磺胺类药物或暴露于 X 线，这些因素都有可能导致胎儿晶状体混浊，引起先天性白内障。母亲在怀孕时如患有某些疾病或接受某些特殊检查，应及时咨询相关医生。

4. 全身疾病

母亲怀孕期患有某些疾病如糖尿病、甲状腺功能不全、营养不良、维生素缺乏等都可以导致先天性白内障的发生。此时应积极治疗原发病，并咨询相关医生，合理安排治疗，选择恰当的时机怀孕，并定期检查。

5．原因不明

另外有 1/3 先天性白内障原因不明。

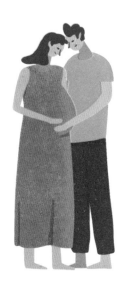

十六、怎样预防辐射性白内障？

晶状体对放射线影响具有高度敏感性，导致辐射性白内障的原因，一为接触放射线的工作者，二为接受放射线治疗者。

常见引起损伤的放射线有：X线，β射线，γ射线，铍、钋、镭的中子射线，红外线，紫外线，微波，等等。接触放射线的工作者如玻璃厂工人、炼钢工人等，对于这些特殊人群应加强宣传教育、提高认识、改善工作环境、做好防护工作。

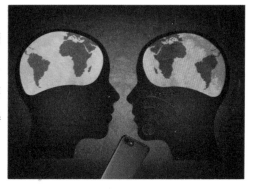

从事放射线治疗的医务人员必须采取预防措施，执行国家防护规定。

十七、怎样预防并发性白内障?

并发性白内障一般是由于眼部的炎症或退行性病变，使晶状体发生营养或代谢障碍而变混浊，多为后囊下混浊，常见于角膜溃疡、青光眼、葡萄膜炎、视网膜脱离、视网膜色素变性、眼内肿瘤、高度近视等。当眼睛患有其他疾病时应定期到医院检查，观察是否有白内障的发生并给予相应的治疗。

十八、长期应用哪些药物可能导致白内障?

1. 糖皮质激素

长期全身或局部应用大剂量糖皮质激素，可产生后囊膜下混浊。最初在后囊膜下出现散在的点状和浅棕色的细条状混浊，并有彩色小点，逐渐向皮质发展。此时如不停药，混浊将进一步扩大加重，最终形成典型的淡棕褐色盘状混浊。白内障一旦形成，大多数病例减量或停药均不能使其消退。白内障的发生与用药剂量和持续时间有关，用药剂量越大，时间越长，白内障发生率就越高。

2. 缩瞳剂

青光眼患者长期使用抗胆碱酯酶类缩瞳剂，特别是长效缩瞳剂，可引起前囊膜下混浊，呈玫瑰花或苔藓状，有彩色反光。一般不影响视力，停药后可逐渐消退。有些病例发现过晚，混浊扩散到后囊膜下和核，停药后混浊不易消失，但可停止发展。

3. 氯丙嗪

又名冬眠灵，是第一个抗精神病药，用于急、慢性精神分裂症、躁狂症、反应性精神病及其他重症精神病的对症治疗，可控制兴奋、攻击、幻觉、妄想、思维联想障碍及情绪冲动、木僵等症状。长期大量给予氯丙嗪后可对晶状体产生毒性作用。开始时晶状体表面有细点状混浊，瞳孔区色素沉着。逐渐细点状混浊增多，前囊下出现排列成形状的大色素点中央部较密集，并向外放射。重者中央部呈盘状或花瓣状混浊。并向皮质深层扩展。

十九、长期接触哪些化学物质容易诱发中毒性白内障？

研究表明长期接触某些化学物质可导致晶状体发生混浊，抑制有丝分裂作用的药物，如白消安；硝基化合物如二硝基酚、二硝基邻甲酚和三硝基甲苯；此外尚有萘、丁卡因、铊制剂等也可诱发白内障。对接触这些化学物质的特殊人群应加强宣传教育、提高认识、改善工作环境、做好防护工作。定期到医院行眼部检查，如发现中毒性白内障，应及时脱离与化学物品的接触，当晶状体混浊影响工作和生活时，可行手术治疗。

二十、哪些食物可能会导致白内障？

1. 油炸及烟熏、腌制、高糖类食品及软饮料

这些食物都会加速氧化反应，增加患白内障的风险，同时也可能导致肥胖、高血压、高血脂及其他健康问题。

2. 乳制品

全脂奶粉、牛奶等是含有大量乳糖的乳制品。这些乳制品会通过体内的代谢活动分解为半乳糖，如果人体对半乳糖的代谢能力下降，会使其在体内积聚，进入晶状体，使晶状体纤维水肿、肿胀而变混浊，导致白内障的发生。

3. 高胆固醇食物

研究发现，白内障患者晶状体胆固醇含量较高，故认为白内障的发生与胆固醇有一定关系，因此含胆固醇高的食物，如蛋黄、鳝鱼、动物内脏等应

适当控制食用。

4. 高脂肪性食物

研究发现，高脂血症患者的白内障发生率显著增高，这是因为高脂血症患者，血液流动速度较正常人缓慢，血液呈高黏滞状态，导致营养产生障碍；同时高脂血症患者多伴有动脉硬化，动脉硬化可导致房水屏障的功能障碍，使晶状体营养失调，代谢失常，发生混浊。因此，白内障患者应忌食猪油、黄油、鸡蛋黄、动物内脏、全乳、冰淇淋等。

参考文献

[1] 赵堪兴，杨培增. 眼科学. 8版. 北京：人民卫生出版社，2013.

[2] 宋保兰. 老年性白内障的诱因及预防. 预防医学，2013，7（12）：48.

[3] 闫春华，邢筱冬. 老年性白内障的自我预防. 中国疗养医学，2009，18（2）：125.

[4] 王祥群. 阿司匹林防治白内障研究的现状及展望. 国外医学：眼科学分册，1997，21（4）：211-216.

[5] 张迪，卢智泉. 吸烟、饮酒与白内障关系的研究进展. 辽宁医学院学报，2011，32（5）：470-473.

[6] 王媛，殷红，陈小波. 茶多酚抗氧化作用的研究. 安徽农业科学，2013，41（3）：1232-1235.

[7] 王霞，赖穗生. 几种茶叶中茶多酚含量比较. 科技资讯，2009（24）：212

[8] 聂亚飞，马强. 白内障防治120问. 西安：第四军医大学出版社，2011.

（李庚营　季　阳）

第十三章
筛查与防盲

一、为什么要开展白内障筛查？

随着媒体对白内障的宣传，老百姓对白内障的关注度也在提高，但是对白内障相关知识的理解仍然存在一定的"误区"，主要是对白内障治疗方法和手术时机的选择，认为只有"完全看不见了"或"白内障熟透了"，才能到医院寻求检查和治疗。因此，部分需要手术的白内障患者会拒绝来院或拒绝接受医院提供的治疗，更乐于接受"广告产品"或等待"成熟"。另外，在白内障医疗服务方面还存在着其他的障碍，比如部分区域缺少眼科诊所或者眼科医生，住处离医院距离太远，患者无人陪伴、无法自行到医院进行检查，患者年纪太大，自我意识比较低，不需要治疗了等。

在基层和社区开展白内障筛查的目的就是扩大白内障手术服务的范围，让更多的人群接受到可支付、可接受、可触及的白内障检查和治疗，做到早发现、早诊断、早治疗。

开展筛查的同时，对基层和社区百姓开展白内障健康教育，让老百姓掌握正确的知识，自我发现、自我测试和主动求医。

二、白内障筛查有哪些种类？

白内障筛查主要针对目标人群，大量、集中检查。老年性白内障多见于50

岁以上人群，所以筛查种类包括：社区筛查、农村筛查、老年大学筛查、眼镜店筛查等。先天性白内障多在学校筛查中发现学生视力不佳或由家长发现。

三、老龄化与白内障的关系是什么？

老年性白内障占白内障患者中的绝大多数，发病率和严重程度与年龄有明显的相关性。随着人们生活水平的提高，中国人口的平均期望寿命已经延长至75岁，男性72岁，女性77岁。因此，50岁以上人口老年性白内障患者的患病率逐年提高。另外，老龄人口对生活质量的追求也在提升，在社区老年大学里，开设了国学、书法、绘画、剪纸等课程，部分50岁以上的中老年人还有开车的习惯。生活方式的改变对视力和视觉质量都提出了更高的要求。

因此，白内障手术不单单是"复明"手术，而是一种"视觉个性化设计"。接受手术的人群数量在增加，术前视力在提高，术后视觉质量的要求也在增加。提供白内障手术服务的医疗机构也面临着新的患者群及对手术质量的要求。所以老龄化不仅带来了患者数量的改变，还涉及患者的类型、手术质量、白内障手术医生的培训、医疗机构设备和物资的分配、政府经费的支持等。

四、百万白内障手术率指什么？

百万白内障手术率（CSR）是指每百万人口中白内障手术的例数，是世界卫生组织评估各个国家白内障复明能力的重要指标之一。2014年，全国百万人口白内障复明手术率排名前十位的是（例/百万人口）：上海市3807例，北京市2319例，西藏自治区1829例，天津市1766例，江苏省1544例，海南省1498例，四川省1387例，广东省1337例，重庆市1315例，山东省1261例。

五、白内障筛查队由哪些人组成？

白内障筛查队通常包括：眼科医生、验光师、眼科护士、眼科咨询师、组织人员。筛查工作需要得到当地政府和医务人员的支持及配合，提供筛查场所、协助组织筛查人员和后继的跟踪随访。

六、白内障筛查主要检查项目有哪些？

白内障筛查与医院的白内障检查有所区别，选用的设备通常是操作简单、易携带的。检查前需要登记基本信息，包括姓名、性别、出生日期、地址、联系方式，既往史（高血压、糖尿病、心血管疾病、脑血管疾病、高血脂、手术史等）及过敏史。检查的项目主要包括：生活视力 / 矫正视力、手持裂隙灯眼前节检查（结膜、角膜、虹膜、瞳孔、晶状体），直接检眼镜检查（非散瞳眼底检查）。根据筛查的结果，可建议被筛查人员随诊或到医院进行详细的检查。

七、社区筛查的白内障患者哪些要到医院检查？检查项目是什么？

通常矫正视力在 0.5 及以下的白内障患者，需要到医院进行详细的检查，包括医学验光、裂隙灯眼前节检查（结膜、角膜、虹膜、瞳孔、晶状体）、散瞳眼底检查。在排除影响白内障手术的眼病疾患之后，同意进行手术的患者还需要进行白内障手术前检查：人工晶体度数的测量、B 超、角膜内皮计数、血压、血糖、肝功能、凝血功能、血常规等。符合手术的患者根据手术方式还需要增加特殊的检查项目，比如联合抗青光眼手术、玻璃体切割术、虹膜成形术等术式的患者。

八、为什么提倡在基层开展小切口白内障手术?

基层医疗服务网络包括县级医院、乡镇中心医院及乡镇卫生院和村卫生所。作为基层医疗服务网的龙头，县级医院在白内障手术的开展和防盲治盲工作的执行方面起着非常重要的作用。小切口白内障手术是一种经济-效益型手术方式，术后效果与白内障超声手术项目无明显差异。同时因为手术设备和器械相对价格较低，节省了医疗资源，适合在基层医疗机构开展。就手术医生的培训而言，小切口白内障手术的技术较超声乳化白内障手术简单、学习期短，符合基层医生的培训周期和能力建设要求。

九、为什么要对基层和社区医生进行白内障相关知识的培训?

据调查 80% 的视力损伤是可以避免的，需要完善的眼科医疗保健体系和转诊体系。基层和社区医生非常了解本地区居民常见慢性疾病的状况，也是眼病患者主要咨询和求诊的第一站。

对基层和社区医生进行白内障培训的相关内容，主要包括：视力的检查方法、白内障的筛查和诊断、白内障手术的基本知识等。主要目的：一是及早地发现需要手术治疗的白内障患者，与上级医院建立转诊机制；二是对负责区域的居民进行白内障科普知识的培训，帮助他们主动就医、选择合适的治疗方式；三是对白内障术后患者的跟踪、随访，及时发现术后并发症和转诊。

十、为什么要开展百姓白内障知识健康教育?

白内障是眼科常见疾病，手术是治疗白内障视力损伤的唯一办法。据调查，在影响白内障手术普及的障碍中，患者对疾病的了解程度是主要原因之一。表现在以下几个方面：内障的常见症状不了解或者混淆；白内障治疗方法误解；对广告产品没有分辨的能力；对手术治疗效果的担忧；对手术方式的不了解；对手术时间的选择存在误解；对个人自我意识较低和评价较低；因为宗教信仰、迷信不接受手术治疗；等等。

健康教育就是针对以上存在的问题进行的解答，提供正确的白内障相关知识，让其有足够的能力选择治疗时机和方式，了解白内障术后会给生活质量和方式带来哪些有利的改变。

十一、哪些障碍影响患者接受扶贫项目的免费白内障手术？

手术的费用曾经是影响白内障手术接受性最主要的原因。随着扶贫免费白内障手术项目的开展，影响手术接受性的障碍发生了改变。

主要表现在以下几个方面：

①到医院接受检查和治疗的间接性费用，如交通费、住宿费、餐饮费、陪护费等；

②治疗期间无家属陪伴；

③到医院的路途比较远；

④时间安排不开，有更重要的事情需要做，如：秋收、上班、照顾孩子等；

⑤自己年纪太大了，活不了很久，所以没必要做手术；

⑥周围有亲属和朋友做了白内障手术，但是效果不好；

⑦家人不赞成做手术。

（何　伟　曹　玥）

附　录

部分眼科测量正常值－解剖生理部分
（按检验单习惯顺序）

眼球　前后径 24 mm，垂直径 23 mm，水平径 23.5 mm

　　　　眼内轴长（角膜内面～视网膜内面）22.12 mm，容积 6.5 ml，重量 7 g

　　　　突出度 12~14 mm，两眼相差不超过 2 mm

角膜　横径 11.5~12.0 mm，垂直径 10.5~11.0 mm

　　　　厚度中央部约 0.5 mm，周边部约 1.0 mm

　　　　曲率半径前面 7.8 mm，后面 6.8 mm

　　　　屈光力前面 +48.83 D，后面 −5.88 D，总屈光力 +43 D 屈光指数 1.337

　　　　内皮细胞数 2899 ± 410 个 /mm^2

巩膜　厚度眼外肌附着处 0.3 mm，赤道部 0.4~0.6 mm，视神经周围 1.0 mm

瞳孔　直径 2.5~4.0 mm (两眼差 < 0.25 mm)

　　　　瞳距男 60.9 mm，女 58.3 mm

睫状体　宽度约 6~7 mm

脉络膜　平均厚度约 0.25 mm，脉络膜上腔间隙 10~35 μm

视网膜　视盘直径 1.50 mm x 1.75 mm

　　　　黄斑直径 2mm，中心凹位于视盘颞侧缘 3mm，视盘中心水平线下 0.8mm

　　　　视网膜动静脉直径比例动脉：静脉 = 2：3

　　　　视网膜中央动脉收缩压 60~75 mmHg，舒张压 36~45 mmHg

视神经全长 40mm，眼内段 1，眶内段 25~30，管内段 6~10，颅内段 10

前房中央深度 2.5~3.0 mm

房水容积 0.15~0.3 ml，前房 0.2 ml，后房 0.06 ml

比重 1.006，pH7.5~7.6

屈光指数 1.3336~1.336

生成速率 2~3 pl/min

流出易度 0.22~0.28 ul/(min*mmHg)

氧分压 55 mmHg，二氧化碳分压 40~60 mmHg

晶状体　直径 9 mm，厚度 4 mm，体积 0.2 ml

曲率半径前面 10 mm，后面 6 mm

屈光指数 1.437

屈光力前面 +7 D，后面 +11.66 D，总屈光力 +19 D

玻璃体　容积 4.5 ml，屈光指数 1.336

睑裂　平视时高 8 mm，上睑遮盖角膜 1~2 mm，长 26~30 mm

内眦间距 30~35 mm，平均 34 mm

外眦间距 88~92 mm，平均 90 mm

睑板中央部宽度上睑 6~9 mm，下睑 5 mm

睫毛　上睑 100~150 根，下睑 50~75 根，寿命 3~5 个月

拔除后 1 周生长 1~2 mm，10 周可达正常长度

结膜　结膜囊深度 (睑缘至穹窿部深处) 上方 20 mm，下方 10 mm

穹窿结膜与角膜缘距离上下方均为 8~10 mm，颞侧 14 mm，鼻侧 7 mm

泪器　泪点直径 0.2~0.3 mm，距内眦 6.0~6.5 mm

泪小管直径 0.5~0.8 mm，垂直部 1~2 mm，水平部 8 mm

直径可扩张 3 倍

泪囊长 10 mm，宽 3 mm，上 1/3 位于内眦韧带以上

鼻泪管全长 18 mm；下口位于下鼻甲前端之后 16 mm

泪囊窝长 17.86 mm，宽 8.01 mm

泪腺眶部 20 mm x 11 mm x 5 mm，重 0.75 g

睑部 15 mm x 7 mm x 3 mm，重 0.2 g

泪液分泌正常清醒状态下，每分钟分泌 0.9~2.2 ul

每眼泪液量 7~12 ul

比重 1.008，pH7.35，屈光指数 1.336

渗透压 295~309 mOsm/L，平均 305 mOsm/L

眼眶　深 40~50 mm，容积 25~28 ml

视神经孔直径 4~6 mm，视神经管长 4~9 mm

有关其他数据

眼外肌肌腱宽度内直肌 10.3 mm，外直肌 9.2 mm，上直肌 10.8 mm，下斜肌 9.8 mm，上斜肌 9.4 mm，下斜肌 9.4 mm

直肌止点距角膜内直肌 5.5 mm，下直肌 6.5 mm，外直肌 6.9 mm，上直肌 7.7 mm

锯齿缘距角膜缘 7~8 mm

赤道部距角膜缘 14.5 mm

黄斑部距下斜肌最短距离（下斜肌止端鼻侧缘内上）2.2 mm，距赤道 18~22 mm

涡静脉 4~6 条，距角膜缘 14~25 mm

后　记

一本有价值的好书绝不是一蹴而就的。

《白内障就医指南》从筹划、撰写、汇总、修改到出版历时近3个月，各位编委查阅大量资料与文献，根据多年临床经验，夜以继日努力编写，并数次修改完善，最终定稿，他们的贡献功不可没。

在这里我要诚挚感谢曹玥、徐玲、胡兰、刘子铭、卢山、谷冬梅、孙兴家、张彤彤、邸新、张斌、杜丽玲、刘瑞菊、徐彦、单良、秦南、李军、安良宝、朱平利、李庚营、季阳及张宏达，对他们的鼎力支持与辛劳付出表示衷心感谢，特别是对保证照常出诊，挤时间查阅文献资料的全体撰写人员表示感谢！

编辑出版本书，力图使各位多年积累的经验更好地传承下来，服务于大众，造福中国眼科医疗事业。

本书的出版得到了国内诸多知名医学专家和学者的关切和指导，在此一并致以衷心感谢！

我特别要对逐字逐句编辑修改书稿的世界图书出版公司长春有限公司的编辑人员表示感谢！对他们的高度敬业精神及执着的专业态度表示敬佩，是他们特事特办，才保障了本书能在2020年6月6日第二十五届"全国爱眼日"来临之际与大家见面。

由衷希望本书的出版能加强全民爱眼意识，提高民族健康素质。让我们共同关心我们的眼睛，让我们每个人都有一个光明的未来！

2020 年 5 月 10 日